AF502155

DE L'AMIDON
DU MARRON D'INDE

OU

DES FÉCULES AMYLACÉES DES VÉGÉTAUX
NON ALIMENTAIRES.

Les Amidons et farines de Marrons d'Inde, préparés suivant les méthodes décrites dans cet ouvrage, ont valu à leurs auteurs une médaille d'argent au Concours universel agricole de 1856, et une mention à l'Exposition d'Économie domestique de Bruxelles.

CORBEIL, typ. et stér. de CRÉTÉ.

DE L'AMIDON

DU

MARRON D'INDE

OU

DES FÉCULES AMYLACÉES

DES VÉGÉTAUX NON ALIMENTAIRES

AUX POINTS DE VUE

ÉCONOMIQUE, CHIMIQUE, AGRICOLE ET TECHNIQUE

PAR

MM. AD. THIBIERGE ET LE Dr REMILLY

DE VERSAILLES

DEUXIÈME ÉDITION

PARIS

LIBRAIRIE VICTOR MASSON

PLACE DE L'ÉCOLE DE MÉDECINE.

M DCCC LVII

PRÉFACE

Moïse nous apprend dans la Genèse que Pharaon, ayant fait venir Joseph, lui raconta qu'il avait vu en songe sept vaches grasses dévorées par sept vaches maigres, puis sept beaux épis détruits par sept épis chétifs, — et qu'aucun devin ne pouvait lui expliquer ces songes.

Et Joseph répondit : « Ces deux songes ne font qu'un :
« Dieu révèle ainsi au roi ce qu'il veut faire.

« Les sept belles vaches et les sept beaux épis sont un même
« songe et signifient sept années d'abondance.

« Les sept vaches maigres et défaites sorties du fleuve après
« les premières, et les sept épis maigres et flétris par le vent
« brûlant, marquent sept années de famine.

« C'est l'ordre dans lequel ces faits seront accomplis. »

Telle est la première constatation historique de la périodicité des bonnes et des mauvaises récoltes. Malheureusement l'histoire a dépouillé la forme simple et naïve qui fait la beauté des récits bibliques et leur permet une exactitude minutieuse; aussi les faits de même nature qui ont dû se produire depuis les Pharaons jusqu'à nous sont-ils passés inaperçus.

Mais les recherches statistiques de Roscher, d'Abel Hugo et

celles toutes récentes de M. Becquerel démontrent de la manière la plus évidente que les crises alimentaires sont périodiques et à courts intervalles dans l'histoire des nations.

Aussi disions-nous dans un *Résumé* de nos travaux publié en mai 1856 : « *Les vaches maigres dévoreront toujours les vaches grasses : que ce soit un utile enseignement !* »

Nous répétons encore ces mots en donnant cette seconde édition de nos recherches qui ont pour but de *libérer les céréales et la pomme de terre de l'impôt considérable en amidon et en fécule prélevé sur elles par l'industrie*. . . . .

Soyons aussi sages que le Pharaon : avertis par l'histoire et la science, ménageons les subsistances et demandons à des végétaux *non alimentaires* l'amidon et la fécule dont les arts ne peuvent se passer.

La bienveillance avec laquelle nos premiers travaux ont été accueillis par le gouvernement et par la presse, la médaille d'argent que nos amidons de marrons d'Inde ont obtenue au Concours universel agricole de 1856 et la mention honorable qui leur a été accordée à l'Exposition d'économie domestique de Bruxelles, enfin l'enquête ordonnée par la circulaire ministérielle en septembre 1856, nous font espérer le bon accueil du public éclairé.

Nous pensons aujourd'hui avoir élucidé les points sur lesquels pouvaient encore planer des doutes, aussi nous publions nos résultats avec l'espoir qu'ils seront de quelque utilité. . .

Plusieurs faits permettent d'espérer d'ailleurs que bientôt *l'amidon de marrons d'Inde* sera livré en abondance à la *consommation industrielle*. Depuis la publication de notre premier travail d'importantes plantations de marronniers ont été ordonnées sur le bord des routes, dans les parcs impériaux, dans des bois et des forêts ; et le *Moniteur* du 8 juin 1857 nous a appris que le ministère d'État venait de concéder pour cinq années tous les marrons d'Inde des parcs impériaux à M. de

Callias qui a déjà obtenu pour ses produits amylacés une médaille de bronze au concours agricole.

L'avenir, nous n'en doutons pas, modifiera, en les améliorant, bien des questions de détail que soulève notre solution ; quant à nous, notre but sera atteint, si nous parvenons à fixer l'attention publique sur un moyen efficace de conjurer les crises alimentaires malheureusement trop fréquentes.

Puissent nos efforts faire pénétrer définitivement dans les arts l'amidon de marrons d'Inde ; il aura la double bonne fortune d'augmenter considérablement les ressources alimentaires dans leur base la plus essentielle et de substituer à la fabrication actuelle classée au premier rang des *arts insalubres*, une industrie *ne compromettant en rien la salubrité publique*.

En exprimant nos remercîments à ceux qui ont accueilli nos travaux, nous devons surtout témoigner notre reconnaissance à nos savants concitoyens, MM. de la Nourrais, Heuzé, Jourdier et Rabot dont l'obligeant concours nous a permis de compléter cette nouvelle édition.

VERSAILLES, juillet 1857.

DES

AMIDONS ET DES FÉCULES

PRÉLIMINAIRES.

IMPORTANCE DE LA QUESTION.

« On doit toujours s'empresser d'ac-
« cueillir les moyens d'épargner les grains,
« dont l'emploi devrait être restreint à la
« seule nourriture de l'homme. »

(PARMENTIER, 1771.)

Rechercher, pour l'industrie, les matières féculentes des végétaux *non alimentaires*, c'est étudier un problème économique dont la solution intéresse l'homme dans l'un de ses besoins les plus impérieux, dans son alimentation.

L'agriculture en effet, considérée comme source des subsistances publiques, voit ses bras et ses capitaux se diriger chaque jour davantage vers les arts industriels ; le cultivateur laisse trop souvent son fils demander aux villes un salaire plus élevé ou un bien-être trompeur ; et le paysan, commençant à connaître des placements sur lesquels il ne voit point peser d'impôts, et dont l'intérêt lui arrive sans peine et sans travail, préfère, depuis quelques années surtout, confier aux fonds publics son modique trésor, plutôt que de l'utiliser en achetant ou en affermant des terres dont les produits ne seraient obtenus que par le travail et la fatigue.

Les arts industriels réclament, en outre, une part dans la culture pour les matières premières qu'ils emploient exclusivement, et cela est légitime; mais de plus ils consomment en nature des substances *alimentaires*, et, pour ne parler que des céréales et de la pomme de terre, il résulte de nos recherches qu'ils absorbent en France, par an, plus de *huit millions d'hectolitres*, représentant un capital d'au moins 30 *millions de francs.*

Nous étudierons sous quelles formes diverses est employée cette quantité considérable de produits; contentons-nous pour le moment de faire remarquer le soulagement qu'on eût apporté à la crise alimentaire actuelle, si, chaque année, 84 millions d'hectolitres de subsistances eussent été versés dans l'alimentation publique. La maladie diminuait en effet d'un quart, parfois d'un tiers, le rendement total des pommes de terre; la vigne aussi était en souffrance; les récoltes, à cause de l'intempérie des saisons, étaient insuffisantes; et la contribution sur les céréales devenait si considérable et si imprudente, que plusieurs gouvernements défendaient la fabrication des esprits de grains. Si l'on peut espérer cette année de bonnes récoltes, il faut néanmoins songer à l'avenir; car des causes permanentes continuent à peser lourdement sur l'alimentation publique.

En effet, la plupart des récoltes sarclées, comme M. Royer l'a indiqué, exigent des travaux de main-d'œuvre impossibles à obtenir lorsqu'on est privé d'une population nombreuse. De plus, elles sont trop coûteuses, quand l'activité de cette population et son adresse au maniement des outils n'ont pas été développées par une éducation que donnent presque exclusivement la petite culture et la grande division de la propriété. Aussi est-ce dans des localités choisies avec discernement que la production des plantes sarclées peut offrir assez d'avantages pour prendre une grande et naturelle extension. Si, maintenant, la grande culture tend, au moins dans le voisinage de Paris, à rejeter la pomme de terre et si elle lui préfère de beaucoup la betterave, c'est que la pomme de terre paye à peine son loyer, même quand la féculerie est sur la ferme; tandis que la betterave couvre avec bénéfice les frais qu'elle a nécessités.

En somme donc, quant à la pomme de terre, diminution de la culture de cette plante qui fournit à l'industrie la fécule nécessaire à ses besoins; diminution encore dans le rendement des tubercules par suite de la maladie; faits encore aggravés par les conseils de tous les organes de l'agriculture, et en particulier par la Société impériale et centrale: « De restreindre la surface cultivée en pommes de terre, tant que la maladie sévira sur cette plante. »

A cette moindre production, ne correspond cependant pas une diminution dans les besoins. Loin de là, avec les habitudes de bien-être, augmentent les consommations de luxe, comme celles de première nécessité, et qu'il nous suffise, comme preuve, de rappeler avec M. de Tocqueville que, « grâce au progrès de notre agriculture et aux institutions qui nous régissent, la population a vu s'accroître la quantité de froment annuellement consommée par chaque individu, de 100 litres (1700) à 172 litres (1839). »

Parviendra-t-on à combler le déficit en cherchant à faire produire plus de céréales et de substances féculentes? Nous ne le pensons pas; car il faut demander à la terre ce que l'expérience nous a appris à obtenir d'elle, et il y aurait erreur d'économie domestique, erreur d'économie rurale, à vouloir obtenir avec profit des produits, là où le sol se refuse à les donner avec bénéfice. Chacun sait, en effet, que si dans la grande culture et même dans la moyenne (beaucoup n'y songent peut-être pas assez dans la petite), une terre de première classe demande peu de travail, peu d'engrais et donne une récolte qui assure un bénéfice quelquefois considérable; le sol d'une qualité immédiatement inférieure demandera un peu plus de travail, un peu plus d'engrais, et la récolte égalera à peine celle de la terre de première classe; que si l'on descend plus bas, il y aura plus de dépenses d'amélioration, et les frais se balanceront à peine avec les produits; que si, enfin, le cultivateur veut obtenir du blé sur des terres d'une fertilité encore inférieure, il ne couvrira pas ses dépenses.

Cette fausse direction, dans laquelle on peut être entraîné par le désir d'obtenir des subsistances dont on sait le prix au-dessus de la moyenne, affecte momentanément la richesse nationale, et influe sur la quantité et la qualité de l'alimentation publique; c'est-à-dire sur la force, l'industrie, la défense, la tranquillité d'une nation.

Il ne faut donc pas chercher à obtenir des matières féculentes, là où le sol les donnerait sans réalisation d'un profit ou à l'exclusion d'autres produits également nécessaires; mais il faut chercher les matières amylacées indispensables à l'industrie dans des substances non alimentaires; et si ces substances n'occupent pas de place dans la culture, si elles ne payent pas de loyer à la terre, si elles sont perdues tandis qu'elles pourraient satisfaire aux exigences de la consommation, l'important problème que nous étudions sera résolu.

La question qui nous occupe est loin, du reste, d'être nouvelle, et la solution que nous y apportons se trouve parfois pressentie par quelques-uns des auteurs qui ont cherché à la résoudre. Seulement, on s'est attaché jusqu'ici à subvenir *directement* à l'alimentation publique, au lieu de chercher à faire rentrer dans l'alimentation les substances détournées; en d'autres termes, on s'est bien plus préoccupé — une substance féculente non utilisée étant donnée — de chercher à la transformer en matière alimentaire, que d'en retirer, par exemple, l'amidon ou la fécule pour l'industrie.

On a voulu faire absolument du pain avec toute plante que la botanique décore du nom d'*esculenta;* on a fait du pain avec les pommes de terre, avec le marron d'Inde, avec le colchique, avec le chiendent, etc., etc. On a fait tant d'espèces de pain, avec de si diverses et si étranges farines, que pas une seule n'a pu aider à l'alimentation publique, parce qu'aussi aucune ne s'obtenait dans des conditions économiques et physiologiques raisonnables, et que la qualité la faisait rejeter aussitôt qu'on l'avait obtenue.

Demandons seulement à ces plantes les fécules amylacées qu'elles contiennent; si elles ne peuvent convenir à l'alimentation publique, voyons si elles sauraient être utiles à l'industrie.

En résumé, pour obvier à l'impôt en nature que l'industrie prélève sur l'alimentation, et s'opposer autant que possible à cette destruction par l'homme des plus admirables combinaisons que lui fournit la nature pour ses besoins les plus impérieux, cherchons des végétaux, non alimentaires, susceptibles de fournir aux arts industriels un *amidon* et une *fécule* pouvant être substitués à ceux qu'on emploie aujourd'hui, et faire concurrence, *par leurs prix inférieurs,* à l'*amidon* de céréales et à la *fécule* de pommes de terre; afin de faire rentrer ces matières alimentaires dans les subsistances publiques, dont elles n'auraient jamais dû être détournées.

CHAPITRE PREMIER.

QUELLE EST LA QUANTITÉ DE FÉCULES AMYLACÉES SOUSTRAITE A L'ALIMENTATION PAR L'INDUSTRIE? QUELS SONT LES ÉTATS DE L'EUROPE LES PLUS INTÉRESSÉS A TROUVER DES VÉGÉTAUX NON ALIMENTAIRES PROPRES A FOURNIR AUX ARTS INDUSTRIELS LEURS MATIÈRES FÉCULENTES?

« Une multitude de faits statistiques
« constatent l'extrême lenteur des progrès
« économiques et sociaux, et prouvent que
« les nombres qui les expriment sont
« beaucoup moins variables qu'on ne le
« croit communément. »

(MOREAU DE JONNÈS.)

Dans quelle proportion les subsistances concourent-elles à la production des fécules amylacées? C'est ce qu'il importe de savoir, pour apprécier la quantité de substances non alimentaires qu'il est nécessaire d'obtenir.

Pour la France, les seuls résultats consignés à ce sujet dans les documents statistiques que nous avons consultés, se bornent à ceux-ci :

1° La production et la consommation des *grains* en France est ainsi résumée dans la *France pittoresque, topographique et statistique*, de M. Abel Hugo :

Les semences enlèvent	24,000,000	hectol.
La consommation des hommes	97,000,000	—
La nourriture des animaux	29,400,000	—
La distillation et les consommations diverses.	1,600,000	—
TOTAL de la consommation...	152,000,000	hectol.

2° M. Royer, dans ses *Notes économiques sur la statistique agricole de la France*, résume ainsi la production et la consommation des *pommes de terre :*

L'ensemencement enlève	10,267,255 hectol.
La consommation des hommes et des animaux.	78,440,554 —
Total de la consommation...	88,707,809 hectol.

et comme la production est estimée à 96,233,985 hectolitres, l'excédant est donc de 7,526,176 hectolitres, qu'on peut considérer, dit-il, comme la partie de la récolte consacrée aux féculeries.

D'une part donc.	1,600,000 hectolitres de grains,
D'autre part....	7,526,176 hectolitres de pommes de terre,
C'est-à-dire......	9,126,176 hectolitres de subsistances.

Telle serait la quantité de substances que l'industrie enlève chaque année à l'alimentation.

Cherchons nous-même à vérifier ce résultat, d'après les données de la statistique de la France, publiée par le ministère de l'agriculture et du commerce.

Nous ferons observer d'abord qu'on doit restreindre, relativement à la question qui nous occupe, le nombre des céréales à celles manifestement employées par l'industrie pour faire de l'amidon. Ainsi l'*orge* sert à la fabrication de la bière, à la panification, à la nourriture du bétail, à divers usages thérapeutiques ; si l'on a tenté d'en extraire l'amidon, c'est exceptionnellement et sans que les procédés se soient jamais généralisés. Le *sarrazin* est consommé par les hommes et les animaux. L'*avoine* nourrit les chevaux, et, sous forme de gruau, alimente les veaux et sert en thérapeutique. Le *riz* ne concourt pas sensiblement à la fabrication de l'amidon du commerce, il est réservé pour l'alimentation.

Aussi, limiterons-nous aux céréales d'automne : froment, épeautre, méteil, seigle, maïs, les céréales qui fournissent de l'*amidon* aux arts industriels, et ajouterons-nous, pour compléter cette liste des substances amylacées, la pomme de terre, qui produit la quantité de *fécule* employée.

Dans le tableau ci-dessous, nous résumerons la production, l'ensemencement et la consommation de toutes ces substances amylacées.

	PRODUCTION.	ENSEMENCEMENT.	CONSOMMATION.	DISPONIBLE.
	hectolitres.	hectolitres.	hectolitres.	hectolitres.
Froment	69,558.062	11,441,780	57,621,213	+ 495,069
Épeautre....	136,127	15,752	147,155	— 26,786
Méteil	11,829,448	1,932,427	11,208,954	— 1,311,933
Seigle	27,811,700	5,139,122	22,239,146	+ 433,132
Maïs.........	7,620,264	242,792	6,657,482	+ 719,990
Pommes de terre......	96,233,985	10,267,255	78.440,554	+ 7,526,176

Dans la dernière colonne, sont réunies les quantités de chacune des substances alimentaires qui restent en excédant ou en déficit, la consommation alimentaire et l'ensemencement ayant été soustraits du produit total de l'année.

Recherchons maintenant comment les relations du commerce extérieur modifient ces résultats. Les tableaux décennaux publiés par l'administration des douanes (moyennes de 1827 à 1836), nous fourniront les bases de nos calculs.

	IMPORTATION.	EXPORTATION.	EXCÉDANT DE L'IMPORTATION (+) ou de l'exportation (—).
	litres.		hectol.
Froment, épeautre, meteil....	102,295,716	4,681,679 lit.	+97,614,037 lit. ou (+ 976,140)
Farines de froment, etc.....	3,222,726	9,484,296 kil.	— 6,261,570 k. ou (en blé 55,495)
Seigle et Maïs..	4.656,865	4.118,070 lit.	+ 538,795 lit. ou (+ 5,387)
Farines de seigle et de maïs....	41,318	619.672 kil.	— 578.354 kil. ou (en seigle et maïs 6,024)
Pommes de terre.	941,583	1.709,759 kil.	— 768,176 kil. ou (— 10,242)

Il résulte de ce tableau que l'importation amène en France 976,140 hectolitres de froment, d'épeautre et de méteil, et 5,387 hectolitres de seigle et de maïs; que l'exportation enlève 6,261,570 kil. de farine de froment et 578,354 kil. de seigle et de maïs. — Voici par quels calculs ces divers poids de farine ont été convertis en hectolitres de grains : 6,261,570 kil. de farine de froment représentent $\frac{6.261,570 \times 76}{100}$ kil. de blé, le rendement du blé en moyenne étant de 76 p. 100, d'après M. Pommier. Et, d'après un tableau inséré page 164 dans les *Archives statistiques*, le poids moyen général d'un hectolitre de toutes qualités de froment paraissant être de $74^{kil.}94$ environ, il en résulte que $\frac{6,261,570 \times 76}{100}$ kil. de blé représentent $\frac{6.261,570 \times 76}{100 \times 74.94}$

hectolitres de blé, c'est-à-dire 55,495 hectolitres de blé.

De même 578,354 kil. de farine de seigle représentent $\frac{578,354 \times 75}{100 \times 72}$ hectolitres de seigle, c'est-à-dire 6,024 hectolitres de seigle.

Quant aux 768,176 kil. de pommes de terre, l'hectolitre pesant 75 kil., ils représentent 10,242 hectolitres de pommes de terre.

Si nous comparons maintenant ce qui restait de disponible, d'après le premier tableau, avec la différence qu'y apporte le commerce extérieur, d'après le deuxième tableau, nous pouvons former le nouveau tableau qui suit :

	DISPONIBLE du PRODUIT TOTAL.	EXCÉDANT D'IMPORTATION ou D'EXPORTATION.	RESTE POUR L'INDUSTRIE et les usages DOMESTIQUES.
	hectolitres.	hectolitres.	hectolitres.
Froment.	+ 495,069		
Epeautre........	— 26,780	+ 920,645	77,001
Méteil..........	— 1,311,933		
Seigle	+ 433,122	— 637	1,152,485
Maïs..	+ 719,990		
Pommes de terre.	+ 7,526,176	— 10,242	7,515,934

77,001	hectolitres de blé à 15 fr. 85 c. l'hectolitre.	1,220,465 fr.
1,152,485	hectolitres de seigle à 10 fr. 65 c. l'hectolitre....................................	12,273,965
7,515,934	hectolitres de pommes de terre à 2 fr. 10 c. l'hectolitre............................	15,783,461
ou 8,745,420	hectolitres de matières alimentaires, représentant un capital de.............	29,277,891 fr.

telle est donc la quantité de subsistances détournée de l'alimentation publique et consommée en France par l'industrie!

Nous ne reproduirons pas, pour les autres États de l'Europe, l'approximation que nous venons de faire pour la France.

Pour le Royaume-Uni, nous nous contenterons de rappeler qu'il y a cent ans, Smith estimait à 253,620 hectolitres la quantité de froment réduit en amidon, en Angleterre et dans le pays de Galles, la population de ces pays étant alors d'environ 6 millions d'habitants. De plus, Colquhoun et Western ont donné, en 1812 et en 1815, un tableau de la consommation pour toutes les parties du Royaume-Uni, dont nous extrayons ce qui suit :

Consommation	des hommes,	des animaux.	des fabriques.
Froment.......	25,362,000	»	478,760 hectol.
Seigle.........	1,762,250	166,260	2,818 —
	27,123,250	166,260	481,778 —

Enfin M. Moreau de Jonnès, en 1837, dans sa *Statistique de la Grande-Bretagne et de l'Irlande*, résume ainsi la consommation du froment et du seigle :

Consommation	des hommes.	des animaux.	des fabriques.
Froment.......	38,043,000	»	718,440 hectol.
Seigle.........	2,641,875	249,390	4,227 —
	40,684,875	249,390	722,667 —

et il estime à 1,860,000 fr. le prix de la consommation de froment et de seigle par les fabriques.

Mais, pour faire comprendre l'importance de la question que nous examinons, relativement à la production et à la consommation des divers États de l'Europe, nous placerons ici, d'après M. Block, leur production en froment et en seigle, et l'excédant de l'importation et de l'exportation de leurs farines :

	TERRES ARABLES	PRODUCTION.		MOYENNES DE 1846-1847.	
		FROMENT.	SEIGLE.	IMPORTAT. (Excédant en farine.)	EXPORTAT. (Excédant en farine.)
	hectares.	hectolitres.	hectolitres.	hectolitres.	hectolitres.
France	25,682,229	69,558,062	27,811,700	2,496,397	»
Royaume-Uni	7,655,396	36,473,000	1,500,000	2,972,365	»
Belgique	1,391,987	5,743,000	5,[illegible]93,000	820,749	»
Pays-Bas	662,883	1,328,000	2,891,000	671,840	»
Danemark	1,241,600	1,726,000	6,172,000	»	1,250,000
Suède	1,765,592	342,000	3,227,000	»	»
Russie	61,625,000	19,000,000	149,750,000	»	2,660,000
Autriche	21,218,056	29,100,000	38,710,000	»	83,404
Prusse	12,057,000	6,684,000	45,876,000	83,354	»
Bavière	3,329,710	2,270,000	6,418,000	Zollverein	»
Bade	»	2,770,000	510,000	»	»
Grand-Duché de Luxembourg	113,836	120,000	210,000	»	»
Les deux Mecklembourg	650,000	622,000	1,200,000	»	»
Hanovre	1,895,597	1,320,000	2,000,000	»	»
Saxe	814,507	1,100,000	2,337,000	»	»
Wurtemberg	789,132	6,155,000	540,000	»	»
Grand-Duché de Hesse	396,962	1,800,000	1,280,000	»	»
Hesse électorale	349,704	158,000	920,000	»	»
Autres États allemands	986,174	1,250,000	3,500,000	»	»
Suisse	512,500	1,000,000	1,200,000	49,856	»
Espagne	19,358,500	30,938,000	10,312,000	202,666	»
Portugal	1,750,000	3,501,000	2,528,000	1,520	»
États-Sardes	800,000	3,814,000	1,000,000	»	60,800
Toscane	339,215	1,500,000	500,000	476,400	»
États de l'Église	1,003,457	8,000,000	»	»	7,600
Les Deux-Siciles	2,550,000	4,997,000	»	»	(?) 76,000
Autres États italiens	650,600	3,500,000	»	»	»
Turquie	22,000,000	»	»	»	»
Grèce	3,185,337	275,000	»	»	»
Iles Ioniennes	30,000	225,000	»	»	»

Outre que ce résumé nous fait connaître la production en froment et en seigle des divers États de l'Europe, il nous apprend quels sont les pays où il y a insuffisance ou abondance de blé. — On pourrait en tirer bien des déductions; mais, pour ne pas sortir du cadre que nous nous sommes tracé, nous nous contenterons de faire remarquer, d'après lui, que :

La France,
La Grande-Bretagne,
La Belgique,
Les Pays-Bas,
La Prusse,
La Suisse,
La Toscane,
L'Espagne
et le Portugal,

sont surtout intéressés à trouver des substances féculentes non alimentaires propres à fournir à l'industrie l'amidon qu'elle prend dans les subsistances publiques, — puisque ces États sont obligés de faire venir du dehors une quantité plus ou moins considérable de céréales pour leur consommation alimentaire.

CHAPITRE II.

PRINCIPAUX CARACTÈRES DES FÉCULES AMYLACÉES. — VÉGÉTAUX ALIMENTAIRES FÉCULENTS.

« Quoiqu'il n'y ait qu'une seule sub-
« stance qui doive porter le nom de fécule
« ou d'amidon, il est trop important pour
« la société de bien connaître ses princi-
« paux états, pour ne pas jeter un coup
« d'œil sur les espèces qu'en offre la
« nature. »

(FOURCROY.)

Pour établir un parallèle complet entre les fécules amylacées des végétaux alimentaires et celles des végétaux non alimentaires, nous résumerons les principaux caractères de l'amidon et de la fécule, que nous ferons suivre de l'histoire des végétaux féculents de première importance.

Quoiqu'on désigne par *amidon* et par *fécule* des corps offrant une composition identique et différant seulement par des caractères physiques, il est nécessaire de distinguer nettement ces deux manières d'être des fécules amylacées.

L'*amidon* a été retiré exclusivement, jusqu'ici, du périsperme des céréales ; si on le fait sécher, il se prend en masses ; et si la dessiccation est graduée et complète, ces masses se divisent en *aiguilles*. Vus au microscope, les granules d'amidon ne présentent pas de trace d'organisation.

La *fécule* a été retirée exclusivement, jusqu'ici, de la pomme de terre; elle est moins blanche, moins douce au toucher que l'amidon, *pulvérulente;* elle ne se prend ni en masses, ni en aiguilles (1). Ses granules, vus au microscope, présentent un point central, ou hile, centre des couches concentriques qui composent chaque granule.

Nous verrons plus tard qu'il importe, dans les arts, de distinguer l'amidon de la fécule. La blancheur de l'amidon et le diamètre plus petit de ses granules (d'où dépend la propriété de se prendre en masses et en aiguilles en se desséchant), établissent entre lui et la fécule une différence telle qu'il est absolument préféré dans certaines industries, malgré son prix beaucoup plus élevé.

Ceci posé, afin de n'être pas obligé de rappeler sans cesse les principales propriétés de l'amidon et de la fécule, nous résumerons une fois pour toutes ces propriétés.

§ 1er. — Principaux caractères des fécules amylacées.

1° La fécule amylacée est identique, par sa composi-

(1) Il existait au Concours universel agricole de 1856 deux échantillons très-remarquables de fécule de pommes de terre en *aiguilles;* mais nous avons pu nous assurer qu'ils avaient été obtenus après la rupture des granules. — Cette fécule, ainsi modifiée dans sa forme et son état naturel, ne nous paraît pas pouvoir être substituée à l'amidon dans les arts industriels.

tion élémentaire, avec la cellulose, dont elle diffère par sa structure et sa cohésion. — Elles sont isomériques avec l'inuline.

2° Sous l'influence de la chaleur et de l'eau, les fécules amylacées éprouvent les changements suivants : sèches, elles peuvent être chauffées jusqu'à 160° sans subir de modifications ; à 200°, elles prennent une couleur ambrée, et, sans changer de poids, elles éprouvent une désagrégation qui les transforme partiellement en *dextrine* soluble dans l'eau froide. — Si elles sont hydratées, la température de 160° suffit pour opérer cette transformation.

3° Chauffées dans douze ou quinze fois leur poids d'eau, les fécules amylacées ne subissent aucune modification jusqu'à 55° ; à 57°, les plus jeunes grains commencent à se gonfler ; à 72°, le liquide s'épaissit sensiblement, et sa consistance va en augmentant jusqu'au moment où l'eau arrive au degré d'ébullition. Le mélange a pris alors la forme d'un *empois* consistant. — Les solutions de soude et de potasse transforment à froid et directement les fécules amylacées en empois.

4° Le contact de la plupart des acides à chaud les transforme en *dextrine* et en *glucose*, en rompant les granules.

5° L'iode forme avec elles un *iodure d'amidon* d'un bleu d'autant plus intense que la quantité d'iode est plus considérable.

6° La formule de la fécule amylacée est $C^{12}H^{10}O^{9}$, plus un certain nombre d'équivalents d'eau, selon son plus ou moins grand degré de siccité. La fécule égouttée (*fécule verte* du commerce) contient environ 45 pour 100 de son poids d'eau ; séchée à l'air humide, 25 pour 100 ; conservée dans des magasins secs, 18 pour 100. — Pour distinguer immédiatement une fécule à 25 pour 100, d'une autre à 18 pour 100, il suffit de les jeter sur une plaque métallique chauffée à 100° : la première s'agglomère, l'autre reste pulvérulente. — Les fécules amylacées devraient toujours être vendues selon la proportion de substance sèche et pure ; sans cela, les calculs de rendement sont illusoires.

7° La pesanteur de la fécule amylacée, donnée par les auteurs, est de 1.53. M. Payen, à qui l'histoire des fécules est redevable de si nombreux travaux, fixe ainsi les poids spécifiques de l'amidon, de la dextrine et du sucre :

Poids de l'eau...............	1000
Poids spécifique de l'amidon..	1505.5
— de la dextrine.	1520
— du sucre.....	1606,06

résultat un peu inférieur à celui qu'on cite communément.

8° L'analyse des fécules amylacées a donné les résultats suivants :

AMIDON DU BLÉ.	GAY-LUSSAC ET THENARD.	DE SAUSSURE.
Oxygène...........	49.68	48.31
Carbone............	43.55	45.39
Hydrogène.........	6.77	5.90
Azote..............	0.00	0.40

FÉCULE DE POMME DE TERRE.	BERZÉLIUS.	COLLARD DE MARTIGNY.
Carbone............	43.481	43.561
Oxygène............	49.453	49.668
Hydrogène.........	7.066	6.768

9° Quant aux dimensions des granules des fécules amylacées, elles sont représentées dans les planches qui sont à la fin de ce travail, avec un grossissement de 300 diamètres. Ces planches, que nous devons à l'obligeant concours de M. Rabot, permettent de comparer exaclement le volume des divers granules amylacés, et d'apprécier la différence de structure qui existe entre la fécule et l'amidon ; différence importante, sur laquelle nous avons insisté plus haut, et qui nous permet de classer les fécules amylacées d'une manière rigoureuse.

§ 2. — Des végétaux alimentaires féculents.

Maintenant, nous grouperons ainsi les végétaux qui, par leur partie amylacée, concourent si utilement à l'alimentation de l'homme et des animaux :

Céréales d'automne : Froment, épeautre, méteil;
— — Seigle,
— — Maïs.
Céréales de printemps : Orge, riz, sarrazin, avoine.
Pommes de terre.
Légumineuses : Haricots, pois, lentilles, fèves.
Châtaignes.
Manioc, sagou, salep, arrow-root.
Patates, ignames.

Nous laissons de côté les autres végétaux féculents qui concourent aussi à l'alimentation publique; car nous voulons seulement examiner les végétaux alimentaires et féculents de première importance. Nous ne parlons ni des lichens, ni des topinambours, ni de la betterave, qui contiennent de l'inuline.

Nous avons déjà dit les usages de l'orge, du riz, du sarrasin et de l'avoine. Fort heureusement, les légumineuses alimentaires n'ont pas encore été compromises par cette déplorable tendance de l'homme à décomposer ce que la nature lui donne de plus parfait ; lui qui, s'il ne les possédait pas, s'estimerait trop heureux de *savoir obtenir les combinaisons qu'il détruit.*

Occupons-nous donc des végétaux qui restent après cette élimination.

Les céréales d'automne et la pomme de terre, tels sont d'ailleurs les végétaux qui concourent à la production efficace de la fécule pour l'industrie ; aussi insisterons-nous surtout sur leur examen.

1° *Céréales.* — La quantité d'amidon qu'elles renferment varie selon leurs espèces et même leurs variétés ; aussi entrerons-nous dans quelques détails relativement à celles-ci.

Commençons par le *froment* et l'*épeautre.* La différence entre ces deux produits est que, dans les froments proprement dits, le grain se sépare de la balle après le battage, tandis que dans les épeautres le grain reste adhérent à la balle. Par *méteil*, on désigne un mélange en quantité variable de froment et de seigle.

Variétés. — Tessier reconnut, à la fin du siècle

dernier, 23 espèces de blé (*Cours d'agriculture de l'Institut*). Mais ce dénombrement est loin de faire connaître même les principales variétés; car, en 1845, Philippar, professeur à l'Institut agronomique de Grignon, présenta à l'Académie des sciences 483 blés-froment, ainsi classés :

- 1er *Groupe*. Épeautres.
  - 1re Série. Épeautres barbus, 8 variétés.
  - 2e Série. Épeautres imberbes, 7 variétés.
  - 3e Série. Épeautres imberbes et compactes, 6 variétés.
- 2e *Groupe*. Monocoques, ou petit Épeautre : Blé monocoque, 12 variétés.
- 3e *Groupe*. Amidonniers, grande Épeautre.
  - 1re Série. Blancs, 10 variétés.
  - 2e Série. Colorés, 10 variétés.
- 4e *Groupe*. Comprimés, blés plats.
  - 1re Série. Pubescents, 14 variétés.
  - 2e Série. Glabres, 9 variétés.
- 5e *Groupe*. Aplatis, 23 variétés.
- 6e *Groupe*. Renflés, ou gros blés.
  - 1re Série. Glabres, 7 variétés.
  - 2e Série. Velus, 28 variétés.
- 7e *Groupe*. Hordéiformes, ou blés durs.
  - 1re Série. Glabres, 25 variétés.
  - 2e Série. Pubescents, 8 variétés.
- 8e *Groupe*. Communs.
  - 1re Section.
    - 1re Série. Barbus-compactes, 15 variétés.
    - 2e Série. Barbus-pubescents, 16 variétés.
    - 3e Série.
      - Glabres colorés, 38 variétés.
      - Glabres blancs ternes, 26 var.
      - Glabres blancs purs, 20 var.
  - 2e Section. — 4e Série.
    - Barbescents blancs, 36 var.
    - Barbescents colorés, 27 var.
  - 3e Section.
    - 5e Série. Imberbes et colorés, 41 variétés.
    - 6e Série. Imberbes semi-compactes blancs, 56 variétés.
    - 7e Série. Imberbes compactes, 11 var.
    - 8e Série.
      - Semi-compactes pubescents, blancs, 17 variétés.
      - Semi-compactes pubescents colorés, 14 variétés.
- 9e *Groupe*. Sécaliformes, ou blés polonais, 16 variétés.

La réunion complète de ces variétés se trouve dans les collections de la Société d'agriculture et des arts de Seine-et-Oise.

Analyse des blés. — Ces variétés ainsi désignées, passons à leur analyse chimique, pour savoir la quantité d'amidon et de gluten qu'elles contiennent.

Voici, d'après Vauquelin, les quantités moyennes d'amidon sec et de gluten sec, contenues dans neuf espèces de farines :

	Amidon.	Gluten.
Farine brute de froment............	71.49	11.00 p. 100
— de méteil..................	77.50	9.80 —
— de blé dur d'Odessa...........	56.50	14.55 —
— de blé tendre d'Odessa (1re qualité)....................	64.00	12.06 —
— de blé tendre d'Odessa (2e qual.)	75.42	12.10 —
— de service, dite *seconde*.......	72.00	7.30 —
— des boulangers de Paris.......	72.80	10.20 —
— des hospices (2e qualité)......	71.20	10.30 —
— des hospices (3e qualité)......	67.78	9.02 —

D'où l'on voit que le maximum pour l'amidon est de 75 pour 100, et le minimum 56 pour 100; et que c'est le blé d'Odessa qui contient le plus de gluten et le moins d'amidon.

M. Julia de Fontenelle s'est beaucoup occupé de l'analyse des principaux blés de France et de l'étranger, et est arrivé aux conséquences, suivantes relativement aux proportions qui nous occupent. — Les blés durs sont les plus riches en gluten; — les blés des pays chauds sont aussi les plus riches en gluten ; — les proportions d'amidon décroissent dans les blés à mesure que le gluten augmente ; les blés les plus pesants sont les plus riches en gluten, et ceux-ci sont les plus propres à la panification. — Il en déduit ce principe, que pour panifier la pomme de terre, par exemple, on doit donner la préférence aux farines très-riches en gluten, comme celle des blés durs.

M. Rossignon, de 1840 à 1842, M. Péligot, cité par M. Boussingault dans son *Économie rurale*, et M. Boussingault lui-même, ont donné : le premier, l'analyse de 26 variétés de blé, mais il a réuni dans ses résultats l'amidon à la cellulose; le deuxième, l'analyse de 14 variétés, il distingue l'amidon de la dextrine, et trouve 63 pour maximun de l'amidon, et 53 pour minimum; M. Boussingault réunit dans ses analyses, l'amidon avec la dextrine et l'eau de la farine, mais il ajoute, qu'en moyenne la composition du blé peut être ainsi représentée pour 100 parties :

Gluten	12.8	Matières grasses	1.2
Albumine	1.8	Cellulose	1.7
Amidon	59.7	Sels	1.6
Dextrine	7.2	Eau	14.0

Le son de froment, ainsi que l'a surtout et si bien démontré M. Milon, contient aussi de l'amidon ; voici le résultat de ses analyses, comparé à celui de M. Boussingault :

	MILON.	BOUSSINGAULT.
Amidon, dextrine et sucre	50	61.5
Sucre de réglisse	1	»
Gluten	14.9	11.9
Matière grasse	3.6	5.5
Ligneux et cellulose	9.7	4.1
Sels	5.7	3.0
Eau	13.9	14.0

Production. — Pour faire connaître la production du froment, nous pouvons citer les documents suivants qui nous apprennent la quantité de grain produit, relativement à la quantité de grains confiés à la terre, dans plusieurs contrées de l'Europe :

Semences mises par hectare.

Nord de l'Angleterre	1.19	hectol.	Young.
Blomfield (Angleterre)	3.25	—	Gourcy.
France	2.05	—	Statistique officielle.
Prusse	2.40	—	Thaer.
Berne	1.42	—	Crud.
Genève	2.62	—	Pictet.
Nismes	2.02	—	»
Sicile	1.20	—	De Candolle.

Produit moyen par hectare.

Angleterre (meilleures cultures)	30.0	hectol.	Young.
— (moyennes cultures)	20.7	—	Young.
France, en moyenne	12.45	—	Statistique officielle.
Alsace	26.0	—	Schwertz.
Roville (Meurthe)	14.3	—	Mathieu Dombasle.
Environs de Paris	22.0	—	Dailly.
Colonie de Mettray	26.81	—	En 1851.
Brabant et Flandre	25 2	—	Schwertz.
Allemagne (Mœgelein)	23.3	—	Thaër.
Lombardie, terres irriguées	22.4	—	Burger.

Le prix moyen de l'hectolitre de froment est variable, en France, selon les différentes contrées ; plus élevé dans le sud-est que dans le reste du pays, il est fixé pour toute la France à 15 fr. 85 (statistiques officielles).

En Angleterre, le prix moyen de l'hectolitre de froment, de 1840 à 1849, a été de 24 fr. 22 (Block).

En Belgique, le prix moyen de 24 années, d'après M. Heuschling, a été de 18 fr. 67 pour le froment blanc, et de 18 fr. 72 pour le froment roux. De 1840 à 1849, il a été en moyenne de 21 fr. 09 (Block).

Le *seigle* contient en assez grande abondance de l'amidon joint à une matière glutineuse qui y est très-adhérente. Il est la base principale des colles de pâte.

On distingue en agriculture : 1° Le seigle d'hiver, du nord, ou de la Saint-Jean ; 2° le seigle de printemps, de mars ou petit seigle. — Ils comprennent 11 variétés.

Voici la composition du seigle, d'après M. Boussingault :

Gluten et albumine ..	9.0	Cellulose...........	3.0
Amidon et dextrine...	67.5	Sels................	1.9
Matières grasses......	2.0	Eau................	16.6

On sème, de seigle, environ 2 hectolitres par hectare, et on en retire en :

Angleterre....... ..	19.9	hectol. par hectare.	Young.
Brabant...........	20.4	—	Schwertz.
Flandre.....	28.3	—	Schwertz.
France, en moyenne	10.79	—	Statistique officielle.
Meuse...........	17.4	—	Schwertz.
Alsace	20.5	—	Lebel, Boussingault.
Seine-et-Oise.....	15.7	—	Statistique officielle.
Colonie de Mettray	20.0	—	Compte rendu de 1851.

Le *maïs* (blé d'Inde, blé de Turquie) comprend le maïs précoce et le grand maïs ou tardif.

Voici quelques analyses indiquant sa composition :

	BOUSSINGAULT.	PAYEN.	GORHAM.	LESPÈS ET MERCADIER.	BIXIO.
Albumine	12.8	4,80	2.50	0.30	»
Huile ou matière grasse	7.0	35.60	»	4.50	0.32
Amidon	59.0	28.40	77.00	75.35	80.92
Dextrine et sucre	1.5	2.00	3.20	2.50	0.89
Ligneux et cellulose	1.5	20.00	3.00	3.25	»
Sels	1.1	7.20	1.50	3.25	0,07
Eau	17.1	»	9.00	12.00	»

Selon le baron Crud, c'est encore une des récoltes dérobées les moins coûteuses qu'on puisse se procurer, et il n'est pas de grain qui puisse donner un produit aussi considérable. Voici, selon quelques auteurs, divers rendements de maïs par hectare :

Burger, à sa ferme de Lavanthal, a récolté..	71	hectolitres.
Steinmuller parle, en Suisse, de..........	70 à 75	—
Moretti, pour la province de Pavie, de.....	51 à 66	—

et la statistique en France ne porte le produit total qu'à 12 hectolitres par hectare !

Aussi, nous répéterons avec M. Royer, qu'il faut accuser ou l'imperfection de nos cultures de maïs, ou la dissimulation des produits dans les déclarations envoyées à l'administration, et nous ajouterons, *que cette culture est à encourager, à cause des rendements qu'elle doit donner, parce qu'ils ont déjà été obtenus.*

2° *Pommes de terre.* — D'après M. Heuzé, professeur d'agriculture à l'École impériale de Grignon, les principales variétés de pommes de terre cultivées sont les suivantes.

Variétés de grande culture : Schaw. — Ségonzac. — Jeuxy. — Patraque jaune. — Tardive d'Irlande.
Variétés de moyenne culture : Kidney. — Truffe d'août. — Vitelotte jaune de Hollande. — Rouge de Hollande.

D'après les analyses de M. le Corbeiller, voici la composition de quelques-unes :

	Eau.	Matières sèches.	Fécule.
Kidney	73.60	26.40	20.40
Schaw...............	72.77	27.23	21.23
Jeuxy	74.83	25.17	19.17
Ségonzac.............	78.03	21.97	15.97
Jaune de Hollande.....	79.47	20.53	14.53
Rouge de Hollande....	69.32	30.68	24.68

Pour 100 parties de tubercules, M. Payen a trouvé en fécule :

Patraque jaune......	23.30	Ségonzac...........	20.50
Schaw..............	22.00	Rohan....	16.60
Tardive d'Irlande....	12.30		

Et M. Antoine :

Jaune de Hollande...	19.30	Vitelotte............	18.14
Schaw.........	18.80	Truffe d'août........	18.00
Patraque blanche....	17.60		

Enfin, une commission de la Société d'agriculture de Seine-et-Oise, dont l'un de nous était rapporteur, a consigné dans le tableau suivant le résultat d'expériences faites en 1849, sur 6 variétés de pommes de terre :

	Rapports des produits aux semences, pour 100.	Quantité de fécule, pour 100.
Mercière..........	30.52	13.20
Descroisilles......	14.93	20.12
Nolhalin.........	19.00	17.80
Cornichon. / Lie de vin. }	7.81	14.00
Patraque jaune...	34.33	22.80
La pâle.	27.23	25.40

Nous pouvons ajouter, que Vauquelin, analysant il y a 30 ans, 48 variétés de pommes de terre, a trouvé qu'elles contenaient 67 à 78 parties d'eau et 20 à 28 parties de fécule.

En comparant ces résultats avec ceux que nous venons de détailler, n'en peut-on pas conclure que *la pomme de terre a dégénéré ?*

Quant aux autres principes contenus dans la pomme de terre, nous rappellerons, que dès juillet 1844, un de nous signalait (1) dans la pomme de terre non-seulement de la fécule, de la pectine, mais encore de l'albumine, de la glutine, de la caséine et des matières grasses, et établissait que si la proportion de fécule et de pectine était de beaucoup prédominante sur celle des diverses matières azotées, il n'en résultait pas moins que la pomme de terre pouvait être rapprochée des céréales ; car les matières azotées n'étaient pas reléguées dans l'épiderme de la plante. Depuis, M. Boussingault a fait connaître que :

(1) *Mémoires de la Société des sciences naturelles de Seine-et-Oise*, année 1849.

	Eau.	Azote.	Matières grasses.
La pomme de terre jaune contient.	75.9	0.40	0.20
Et la pomme de terre rouge.....	70.0	0.50	0.20

que la pulpe, sur 100 parties, renferme 73 parties d'eau et 0.53 d'azote.

Quant au rendement des pommes de terre, nous avons dit qu'il avait beaucoup diminué depuis 1845 ; que ce fait tenait à la maladie, et à ce que les variétés hâtives obtenues par la petite culture, avaient remplacé les variétés tardives. — Voici quelques preuves à l'appui de cette assertion :

Rendements avant l'apparition de la maladie.

Selon Thaër.............	177	hectolitres par hectare.
Burger............	277	»
Schubert..........	363	»
Young.............	285	»
Hobeiheim.........	245	»
Bella..............	308	»
Moyenne...........	275	»

Rendements depuis la maladie.

Selon Lecouteux.........	150	hectolitres par hectare.
Colonie de Mettray...	110	»
Bella..............	210	»
Moyenne..........	156	»

Cette diminution concorde avec les résultats obtenus, depuis 1846, par MM. Dailly et Bazin.

La proportion des tubercules sains, aux tubercules malades, varie entre 1/6 et 1/3, avons-nous dit; voici une preuve à l'appui de cette affirmation d'après un document tiré de la comptabilité de la colonie de Mettray; le rendement par hectare (récolte du 4 septembre 1853) a été le suivant :

		Tubercules sains.	Tubercules malades.
Pommes de terre d'automne...	120 hect.	100 h.	1/5
Pommes de terre de printemps.	300	150	1/2

De plus, nous trouvons dans les *Mémoires de la Société d'agriculture de Seine-et-Oise* (rapport du secrétaire perpétuel, M. Frémy), qu'en 1846, les pommes de terre ont fourni 1/3 au-dessous de l'année moyenne; que l'avarie a enlevé aux terres hâtives 20/100 de la récolte, et 40/100 aux tardives.

La quantité de fécule contenue dans les tubercules, varie beaucoup, selon l'époque à laquelle on les traite. Voici quelques renseignements à ce sujet :

Août......	10 kilog. par hectol.	Novembre..	17 kilog. par hectol.
Septembre.	14.5 »	Avril......	13.7 »
Octobre....	14.7 »	Mai........	10.0 »

Aussi, il importe de fabriquer la fécule à une certaine époque de novembre à mars, autant que possible, et de suspendre de mai à août. C'est pendant cette dernière période que les féculeries pourraient extraire la fécule d'autres substances non sujettes à de semblables variations dans les produits, jusqu'à l'époque où les pommes de terre seront réservées pour l'alimentation.

Outre sa fécule, la pomme de terre fournit 15 à 20 pour 100 de pulpe humide et 5 à 7 de pulpe sèche.

Chez M. Dailly, à Trappes (Seine-et-Oise), un hectolitre de tubercules donne 18 litres de pulpe parfaitement égouttée, qui est ajoutée aux aliments des bestiaux, si l'on n'a rien de meilleur à leur offrir, mais qui, le plus souvent, est mélangée aux engrais. Quant aux fanes, les vertes donnent du sous-carbonate de potasse. Mollerat en a retiré de leurs cendres 205 à 334 kilogr. par hectare; avant la floraison, elles en produisent 51 pour 100, et après l'épanouissement des fleurs 45. Les fanes, au moment de la maturité du tubercule, ne contiennent que 1 pour 100 de sous-carbonate de potasse ; mais jusqu'ici l'industrie n'a tiré aucun parti de cette indication.

M. Payen, prenant pour type l'exploitation de M. Dailly, résume ainsi le compte de l'extraction de la fécule de pomme de terre :

Pommes de terre 200 hect. = 13,000 kil. à 10 fr. les 100 kil.	1300
Emmagasinage et soins dans les silos....................	15
Main-d'œuvre dans la fabrique..........................	60
Direction..	10
Combustible..	20
Chevaux (9, attelés 3, repos 6)........................	27
Loyer, entretien.......................................	25
Transports...	10
Intérêts, frais imprévus, emballages...................	12
TOTAL..................	1479

Produit : Fécule 2,210 kil. à 70 fr. les 100 kil... / Pulpe pressée 4,400 kil. à 75 cent.....	1580 fr.
Bénéfice..................................	101 fr.

D'après ces documents, la fécule est évaluée 70 fr.

les 100 kilos. Il ne sera pas sans intérêt de faire connaître ici le prix de la fécule à d'autres époques. Voici les documents que nous avons recueillis à ce sujet :

D'octobre 1816 à avril 1817 les 100 kilos valaient		de 44 à 104 fr.
De janvier 1818 à janvier 1819	—	de 30 à 34 et 40
De janvier 1821 à janvier 1827	—	de 20 à 26
De janvier 1832 à janvier 1833	—	de 18 à 20
De janvier 1839 à janvier 1840	—	de 30 à 56

Pour terminer, il nous reste à dire quelques mots sur le prix de revient de la pomme de terre. Voici, à ce sujet, des documents que nous devons à l'extrême obligeance de M. Heuzé.

Extrait de la comptabilité de Grignon, de 1847 à 1852 :

Dépenses par hectare..............	519 fr.	67 c.
Pertes...	260	85
Prix de revient de l'hectolitre...... ..	2	47

Pendant cette période, le produit moyen a été de 210 hectolitres par hectare.

En 1853, où la valeur de la pomme de terre a été cotée à Grignon 3 fr. 50 c. au lieu de 1 fr. 65 c., le compte de cette plante s'est soldé avec un bénéfice de 422 fr. 60 c. par hectare, et l'hectolitre est revenu à 1 fr. 81 c.

A Roville, où les pommes de terre produisaient 300 hectolitres par hectare, les dépenses occasionnées par sa culture s'élevaient à 388 fr. 63 c. par hectare ; mais leur valeur était de 1 fr. 25 c. l'hectolitre ; elles présentaient donc une perte de 14 fr. par hectare. *N'en doit-on pas conclure que la pomme de terre ne paye pas toujours son loyer?*

3° Le *châtaignier* (*castanea vulgaris*) alimente par son fruit, une partie de l'année, les hommes et plusieurs espèces d'animaux. Surtout dans les montagnes, en France, en Italie, en Suisse, en Corse, on s'en nourrit presque tout l'hiver.

Quelques variétés se reproduisent par semis, et portent dans le commerce le nom de *châtaignes*. On réserve le nom de *marrons* aux variétés plus grosses, qu'on peut multiplier par la greffe.

Les principales variétés cultivées, selon M. Salomon, directeur de l'École forestière et conservateur des forêts de Colmar, sont :

1° La châtaigne printanière de Lyon et de Paris ;

2° La royale blanchère de Périgueux ;

3° La portaloue ;

4° Le daufinenco des Cévennes ;

5° L'olivonno des mêmes contrées, et en général les variétés les plus précoces.

Nous dirons seulement du châtaignier, qu'il est de la famille des amentacées, que c'est un arbre de première grandeur, à racine pivotante, à fleurs monoïques paraissant à la fin de juin et au commencement de juillet ; que sa végétation est très-précoce et que son fruit est mûr vers la fin de l'automne. Il est indigène dans les parties tempérées de l'Europe.

Quant aux châtaignes et aux marrons, pour les conserver après la récolte, on en opère la dessiccation plus ou moins prompte au moyen de la chaleur du four; ou mieux, on les dispose dans des séchoirs appropriés, dans lesquels on les fait *suer* à l'aide d'un feu très-modéré. Au bout de quinze jours la dessiccation est aussi complète que possible, et la pellicule est alors assez friable pour se rompre sous les doigts à la moindre pression. Dans quelques contrées, on les fait encore sécher en les plaçant dans des mannes ou des paniers d'osier à claire-voie, qu'on suspend dans l'intérieur des cheminées.

Pour les dépouiller de leur enveloppe, quand elles sont desséchées, on en remplit un sac de toile grise, long et étroit, qu'on frappe ensuite sur un billot; on vanne; et les écorces servent à faire suer les châtaignes de l'année suivante.

On peut les conserver alors pendant plusieurs années.

Dans quelques pays, on les réduit en farine à l'aide d'un moulin; mais celle-ci est plus facilement altérable que les châtaignes décortiquées et séchées.

En Corse, on ajoute souvent à cette farine humectée d'une très-petite quantité d'eau, un peu de levain; cependant la fermentation n'est pas suffisante pour obtenir un pain assez léger.

Les eaux dans lesquelles on fait bouillir les châtaignes pour les manger, servent à améliorer les farines d'orge ou autres qu'on donne aux porcs dans ces pays. 50 kilos de farine de châtaignes, donnent 33 kil.

d'*amidon*. Il reste environ 10 kilos d'une liqueur très-sucrée, et 7 kilos. de sucre analogue à la cassonade. Malgré le rendement considérable en amidon qu'offre la châtaigne, il ne faut pas songer à son exploitation au profit de l'industrie, car c'est un excellent aliment et l'une des principales ressources des populations pauvres.

Nous dirons peu de chose sur les fécules de manioc, de sagou, de salep et d'arrow-root.

La *racine de manioc* (jatropha manihot) croît en Amérique. Elle contient beaucoup d'*amidon*, et d'après un travail communiqué à l'Institut, par M. Payen, de l'acide cyanhydrique et de la cellulose. Cet *amidon* avec lequel on fait le *pain de cassave*, lavé et desséché d'une manière particulière, donne le *tapioka* qui pourrait être facilement obtenu de plusieurs végétaux indigènes.

La fécule amylacée se rencontre quelquefois entièrement isolée de toute autre substance ; telle est celle que certains palmiers des îles Moluques (genre *sagus*) contiennent dans l'intérieur de leur tige ; quand on l'a granulée et légèrement torréfiée on lui donne le nom de *sagou*. On peut faire sur celui-ci la même remarque que sur le tapioka.

Certains orchis fournissent encore à la thérapeutique une racine à double tubercule qu'on emploie pour préparer des gelées sous le nom de *salep* de Perse. Ces racines, dont on enlève la pellicule et qu'on fait sécher au four, sont ensuite livrées en cet état au commerce. Malgré toutes les vertus aphrodisiaques et autres qu'on a voulu lui attribuer, il resterait encore à démontrer que le salep est préférable aux fécules amylacées, que nous retirons *de nos orchis indigènes*, avec lesquelles il est d'ailleurs bien souvent mélangé sans inconvénient.

Quant à l'*arrow-root*, on l'extrait dans l'Inde des racines du *maranta arundinacea*, remplacé parfois dans le commerce par l'amidon de patate; il n'en diffère guère que par l'élévation de son prix.

Les fécules amylacées de manioc, de sagou, de salep et d'arrow-root sont loin, du reste, d'être dans le commerce des produits identiques à eux-mêmes; pour s'en convaincre, il suffit de comparer les résultats obtenus par les micrographes qui ont représenté ou mesuré les granules qui les constituent. Il est très-regrettable qu'il en soit ainsi, quand on songe à la quantité considérable de fécules exotiques qui se vendent chaque année en Europe. Car on doit regretter d'avoir des incertitudes sur la provenance de produits qui, du jour où ils seraient bien et dûment reconnus comme européens, ne seraient plus payés que leur véritable prix.

Nous terminerons cette revue des plantes alimentaires féculentes, par quelques mots sur la batate et sur l'igname. Si la maladie continue à sévir sur la pomme de terre, si la grande culture l'abandonne de plus en plus, il faut absolument chercher à remplacer ce précieux tubercule; et tout porte à croire que la batate, surtout dans le Midi, et l'igname, dans nos contrées, y parviendront, si l'on encourage leur développement.

Batate douce (*convolvulus batatas*). On cultive dans les contrées du Midi, 5 variétés de batates, selon M. Heuzé : 1° La batate rouge longue ; 2° la batate jaune; 3° la batate rose de Malaga ; 4° la batate igname ; 5° la batate violette.

Le parenchyme de la batate est tendre ; ses racines contiennent beaucoup de mucilage. Elle doit sa saveur sucrée à une quantité notable de sucre ; la matière extractive qui détermine son arome est agréable au goût; mais quand elle est réduite en bouillie, la batate a perdu sa saveur.

D'une culture assez difficile comparativement à la pomme de terre, il ne faudrait peut-être pas espérer faire servir la batate à la nourriture de la population prise en général ; mais ses qualités, sous le rapport du goût, doivent la faire rechercher de la classe aisée, au profit de laquelle elle peut se substituer à la pomme de terre ; aussi sa culture doit être très-utile à l'industrie maraîchère qui avoisine les grandes villes.

Dans les contrées méridionales, voici ce qu'on a obtenu de tubercules par hectare :

De Gasparin	30,000 kilog.
Regnier	32,000 —
Ridolfi	18,700 —

En Algérie, un hectare donne jusqu'à 50,000 kil. — De plus, la batate produit des tiges nombreuses qu'on peut donner aux animaux domestiques.

Dans le Midi, les tubercules de batate douce se vendent 5 à 10 fr. les 100 kilog.

Quant à sa composition, voici deux analyses de M. Payen :

	Batate rouge, pour 100.	Batate igname, pour 100.
Eau....................	71.25	76.00
Amidon................	17.00	13.20
Sucre..................	3.20	2.60
Cellulose..............	8.55	7.60

Suivant MM. Proust et Payen, la batate rose de Malaga ne renferme que 9,4 pour 100 d'*amidon.*

L'*igname de la Chine* (*saya* des Chinois, *dioscorea batatas*) a plus d'avenir dans la culture que la batate, car il réclame moins de soins et croît sous des latitudes diverses. Introduit en France en 1846 par l'amiral Cécile, il fut importé de nouveau en 1848 par M. Montigny, consul de France à Shang-Haï, lequel nous apprit que les populations indigentes de la Chine s'en nourrissaient, au lieu de pommes de terre qu'elles ne connaissaient pas. Le saya se cultive et se prépare pour la table de la même façon que la pomme de terre.

Sa farine, à cause du principe mucilagineux qui est uni dans l'igname à la fécule, peut former une pâte qui rappelle par sa plasticité la farine de froment. Aussi M. Frémy croit-il que cette racine sera susceptible d'entrer pour une certaine proportion dans la confection du pain.

On ne sait pas encore la quantité de racines d'igname

qu'on pourra récolter par hectare. Cette quantité paraît toutefois devoir être considérable. D'après les expériences faites par M. Decaisne, elle s'élèverait, en effet, à 60,000 kil. de rhizomes par hectare. On a récolté des racines qui pesaient jusqu'à $1^{kil},500$.

M. Rémont, dans ses exploitations à Versailles et dans les landes de Bordeaux, a constaté la facilité de la culture de l'igname. Mais de graves difficultés restent à surmonter : la longueur des racines rend leur récolte difficile et coûteuse ; et tant que l'igname occupera la terre deux années de suite, on ne pourra songer à l'introduire dans les assolements. Deux circonstances récentes, la fructification du *dioscorea batatas* enfin obtenue et l'introduction d'une nouvelle variété à rhizomes sphériques, font espérer que le temps n'est pas éloigné où l'igname deviendra possible dans la grande culture.

Nous terminerons en rapportant trois analyses relatives à la composition de l'igname :

	PAYEN.	BOUSSINGAULT.	FRÉMY.
Racines récoltées	à Alger,	à Paris,	à Paris.
Fécule	16.76	13.10	16.00
Substances azotées	2.55	2.40	1.50
Matières grasses	0.30	0.20	1.10
Cellulose	1.45	0.40	1.00
Sels minéraux	1.99	1.30	1.10
Eau	76.95	82.60	79.30
	100.00	100.00	100.00

CHAPITRE III.

PROCÉDÉS D'EXTRACTION DE L'AMIDON ET DE LA FÉCULE. — USAGES INDUSTRIELS DES MATIÈRES FÉCULENTES.

« Après la fabrication du sucre de betterave, l'extraction de l'amidon et de la fécule est l'une de nos industries agricoles les plus importantes. »
(*Dict. des arts et manufactures.*)

§ 1er. — Procédés d'extraction de l'amidon.

Deux systèmes sont actuellement adoptés en industrie pour extraire l'amidon des céréales : le premier en date et le plus universellement mis en pratique, repose sur la destruction du gluten par la fermentation ; — le second, qui des laboratoires de chimie est passé en 183[illegible] dans la pratique, grâce à l'intelligente initiative de M. Martin, de Grenelle, consiste en un lavage méthodique de la farine, lavage dans lequel l'eau entraîne l'amidon et laisse presque intact le gluten.

Le *premier procédé* n'est qu'une modification de celui qu'employaient les Romains. Qu'il nous soit permis de citer l'article donné à ce sujet par M. Hoefer, dans son excellente *Histoire de la Chimie* : « Les Romains préparaient ainsi leur amidon (*amylum*) : on faisait macérer les grains de froment dans l'eau douce qu'on renouve lait cinq fois par jour. Lorsqu'ils étaient bien ramollis, sans cependant avoir contracté de saveur aigre, on les exprimait à travers un linge; le suc ainsi obtenu était ensuite étendu sur des tuiles enduites de ferment, et on les laissait dans cet état sécher au soleil (Pline, XVIII, 7). — Voilà ce que les anciens appelaient *amylum* ou amidon, parce que le produit était obtenu sans le secours de la meule (ἀ privatif, μύλη, meule). »

On voit par là que tout le progrès des sociétés modernes, relativement à la fabrication de l'amidon, consiste en ceci : opérer la destruction du gluten sur une farine blutée, tout en conservant au produit le nom d'amidon, quoique la meule intervienne dans une des opérations.

Ce procédé, ainsi modifié, *détruit* avec une barbarie toute primitive le gluten, c'est-à-dire la matière azotée qui, unie à l'amidon, aux sels et au ligneux, constitue l'*aliment théoriquement et pratiquement le plus parfait que les végétaux nous présentent.*

Cette première considération devrait déjà le faire repousser de tout pays civilisé ; mais il en est une autre, tout aussi importante, qui devrait le faire abandonner : la fermentation que l'amidonnier excite dans le but de détruire le gluten est une cause si notoire d'insalubrité, que les amidonneries sont, à bon droit, rangées en France parmi les arts insalubres de première classe.

Ajoutons enfin que, par ce procédé, on n'obtient pas plus de 45 pour 100 d'amidon. Ainsi, en ne tenant compte pour le moment que du gluten et de l'amidon : destruction du gluten, substance essentiellement nutritive ; transformation de cette substance en produits inutiles et dangereux, moindre rendement en fécule ayant pour résultat une perte de 25 pour 100 sur la farine mise en exploitation, telles sont les désastreuses conséquences du premier procédé de fabrication de l'amidon!

Le *second procédé* fournit plus d'amidon, et surtout la proportion en première qualité est plus considérable ; il permet, en outre, de recueillir en grande partie le gluten que MM. Véron frères ont eu l'heureuse idée d'utiliser dans la fabrication des pâtes et du gluten granulé. Nous devons cependant faire observer ici, d'abord, que toutes les substances autres que le gluten et l'amidon de la farine sont détruites, perdues par cette fabrication ; ensuite, qu'une partie du gluten, entraînée par les eaux du lavage, reste si intimement attachée à l'amidon qu'il faut faire surir le mélange pour s'en débarrasser. Aussi cette fabrication est-elle insalubre.

Nous démontrerons, dans la suite de ce travail, que la fabrication de l'amidon des céréales est inutile et ne saurait être admise que dans les cas rares où des farines sont assez profondément avariées pour n'être même pas susceptibles de concourir à l'alimentation des animaux.

§ 2. — Procédés d'extraction de la fécule.

Si perfectionnés, si simplifiés que soient les procédés d'extraction de la fécule de pomme de terre, ils n'en constituent pas moins une fabrication encore très-coûteuse et, de plus, insalubre.

Nous n'entreprendrons pas ici l'examen de ces procédés : la chimie et la mécanique ont rivalisé de science et d'activité pour leur donner toute la perfection possible ; et nous ne doutons pas qu'en suivant la voie si intelligente dans laquelle les constructeurs dirigent leurs efforts, ils ne parviennent à créer des appareils susceptibles de regagner, sinon en totalité, du moins en partie, les 3 pour 100 de fécule qui sont, en moyenne, la différence entre le rendement et l'analyse.

Cependant, malgré toute sa perfection, cette industrie est à peine productive ; on sait qu'elle donne des bénéfices un peu notables seulement depuis 1845, c'est-à-dire depuis que la maladie des pommes de terre a déterminé une hausse considérable sur les tubercules et sur la fécule. Mais c'est depuis deux ans surtout qu'une ère de prospérité tout à fait accidentelle s'est ouverte pour cette industrie ; la pénurie des récoltes de céréales, la maladie de la vigne, ont occasionné cette augmentation disproportionnée dans les prix. Mais cet état prospère pour la fécule cessera du jour, très-prochain, on doit l'espérer, où la vigne et les céréales donneront la quantité de produit sur laquelle l'expérience nous met en droit de compter.

Nous avons dit combien est perfectionnée la fabrication de la fécule ; elle est cependant classée parmi les arts insalubres. En effet, les premières eaux de lavage, très-colorées et couvertes d'une mousse abondante, sont chargées de matières azotées subissant très-rapidement la fermentation putride; si elles sont un produit avantageux pour les fabriques placées dans les exploitations rurales, elles embarrassent considérablement les féculiers des villes par leurs émanations insalubres.

Après les céréales et surtout le blé, la pomme de terre est, par la variété des principes qui entrent dans sa composition et par leur proportion, l'aliment le plus parfait que nous offrent les végétaux. Et cependant l'industrie emploie ses efforts les plus persévérants à détruire chaque année en France plus de 7 millions 1/2 d'hectolitres de tubercules; quantité de subsistance énorme, si l'on songe qu'en 1853 Paris en a consommé 387,268 hectolitres (Husson). Aussi faut-il s'efforcer de trouver assez de végétaux *non alimentaires* féculents, pour suffire aux besoins de l'industrie, afin de voir cesser cette destruction que les Égyptiens eussent qualifiée de sacrilége, eux qui regardaient comme sacré ce que la nature nous donne pour subvenir à nos besoins les plus pressants, et qui punissaient de mort ceux qui détruisaient les choses sacrées !

§ 3. — Usages industriels des matières féculentes.

Le nombre des applications industrielles auxquelles on a voulu soumettre les matières amylacées, est si considérable, que pour mettre un peu d'ordre dans l'étude et l'appréciation de ces applications, nous devons les partager en quatre sections, sous les dénominations suivantes : 1° Usages industriels des farines de céréales ; 2° usages industriels des pommes de terre ; 3° usages industriels de l'amidon ; 4° usages industriels de la fécule.

1° *Usages industriels des farines de céréales.* — L'extraction de l'amidon détruit chaque année 1,229,486 hectolitres de céréales, chiffre qui ne paraîtra pas exagéré, lorsque nous dirons qu'en 1845, l'amidonnerie de MM. Véron frères, à Leugagé (Vienne), consommait en 12 heures de travail, 800 kilos de farine première qualité, lesquels donnent, après séparation de l'amidon, 250 kil. de gluten vert. — La farine est appliquée par l'industrie à des usages divers, mais surtout à la fabrication des *colles de pâte.* Ces colles sont faites avec de la farine de froment ou de seigle, additionnée d'alun qui leur assure une assez grande conservation. Elles sont principalement employées par les cartonniers, les relieurs, les cordonniers, les colleurs, les chapeliers, etc., etc. — Nous verrons plus loin les usages de l'amidon.

2° *Usages industriels des pommes de terre.* — La pulpe de pomme de terre forme, par sa décoction dans l'eau, une *colle de pâte,* qui tout en étant d'un aussi bon usage que celle des céréales est bien moins employée.

Nous rappellerons les trois applications proposées par M. Cadet de Vaux, mais qui ne sont jamais sorties du cercle des applications ingénieuses : *Blanchissage du linge à l'aide des pommes de terre*; *emploi des pommes de terre dans la maçonnerie*, pour donner au plâtre plus de consistance, et obtenir un enduit peu altérable; *préparation d'une peinture en détrempe* avec la pomme de terre et le blanc d'Espagne, pour le badigeonnage des maisons.

Nous ne pensons pas non plus que l'industrie ait adopté dans la *fabrication de la soude artificielle*, le procédé suivant qui vient d'Écosse : dans le but de détruire les hydrosulfates et les hydrosulfites contenus dans le liquide provenant du lavage fait à chaud, des soudes artificielles, on fait intervenir 15 kil. de pommes de terre par 500 kil. de sel de soude.

Une application due au hasard, et qui, tout d'abord, paraissait devoir rendre un important service, était la suivante : Si dans une chaudière à vapeur on place une certaine quantité de pommes de terre entières ou pulpées, on ne voit pas se produire cet enduit crétacé si dur et dont la formation joue parfois un rôle dans les explosions. — Cet emploi de la pomme de terre *contre les incrustations des machines à vapeur*, ne s'est pas généralisé.

Mais l'application qui absorbe la plus grande partie des 7,515,934 hectolitres de pommes de terre, consommés chaque année par l'industrie, c'est la fabrication de la fécule, dont nous étudierons spécialement l'emploi dans les arts.

3° *Usages industriels de l'amidon.* — L'amidon trouve des applications importantes :

1° *Dans l'opération du tissage*, pour parer la chaîne, c'est-à-dire pour donner de la consistance au fil qui la constitue ;

2° *Dans l'impression des tissus*, pour l'épaississement des couleurs et des mordants ;

3° *Dans les apprêts* des tissus blancs, teints ou imprimés.

Nous rappellerons, d'après l'important ouvrage de M. Persoz, les règles générales de l'emploi des matières amylacées dans ces diverses opérations : « Dans toute « circonstance, dit-il, le fabricant doit s'attacher à pré- « venir au moyen d'un agent convenablement choisi, « la décomposition de l'empois ; il y parviendra à l'aide, « soit de l'alun, soit des composés salins zincique ou cui- « vrique. Mais quand les matières amylacées sont appe- « lées à épaissir les mordants ou les couleurs, il faut en « outre prévoir l'influence chimique qui peut s'exercer « entre elles et les principes constituants de la couleur. « Celle-ci est-elle alcaline et renferme-t-elle en outre « en dissolution un oxyde métallique proprement dit, « aucune des matières dont nous nous occupons, ne « pourra être utilisée. Renferme-t-elle un oxyde ter- « reux, l'alumine par exemple, il faudra renoncer à la « farine, à l'amidon, à la fécule, parce que les téguments « de ces divers granules se gonflent, se tuméfient et « produisent avec les liqueurs alcalines une espèce de

« pâte courte impropre à l'impression. On emploiera « au contraire avec succès l'amidon ou la fécule torré- « fiée ou la dextrine, attendu que les téguments de ces « granules ont été détruits durant leur torréfaction, et « que d'ailleurs l'oxyde aluminique ne forme pas avec « la dextrine un composé insoluble. La couleur a-t-elle « une réaction acide prononcée, on ne pourra que diffi- « cilement se servir de l'amidon et de la fécule, à cause « de l'influence que celle-ci exerce sur l'empois. Enfin, « si la couleur renferme des substances salines ou astrin- « gentes, il est encore important de prévenir l'effet que « ces matières exercent sur la dextrine. »

L'amidon s'emploie encore sous la forme de poudre ou d'empois, *dans le repassage du linge*. Nous ferons observer que c'est presque toujours sous forme d'empois que l'amidon est employé par les repasseuses, malgré le sage conseil, donné par M. Raspail, de se servir d'amidon en poudre, puisque la chaleur du fer suffit pour rendre solubles, dans l'eau du linge humide, les granules amylacés.

M. Bouillon-Lagrange a conseillé plusieurs applications de l'amidon torréfié *pour remplacer la gomme dans l'encre et la teinture en noir*. L'industrie n'a pas suivi ce conseil, peut-être n'offre-t-il pas assez d'avantages économiques.

Si on laisse l'acide azotique exercer complétement son action sur l'amidon, après l'avoir fait passer par les états intermédiaires de xyloïdine et d'acide mucique, *il le convertit en acide oxalique* ; et sous cette forme une assez grande quantité d'amidon est versée chaque année dans le commerce.

Nous signalerons pour mémoire l'emploi de l'amidon comme réactif *dans l'essai des sels ammoniacaux, des vinaigres, de l'iode et des iodures.*

Nous rappellerons encore aujourd'hui une application bien restreinte de l'amidon ; nous voulons parler de la *fabrication de la poudre à poudrer*, et de la plupart des *poudres* que les parfumeurs décorent de noms plus ou moins pompeux, et qui ne sont autre chose que de l'amidon réduit en poudre très-fine, puis tamisé à travers la soie et rendu ensuite plus ou moins odorant.

Malheureusement, la consommation de l'amidon par l'industrie ne se borne pas aux applications que nous venons d'indiquer. Celui-ci subvient encore en effet, avec l'orge, à la *fabrication de l'alcool et des sirops de glucose*. Nous disons malheureusement, et nous espérons que, si la culture de la betterave continue à s'accroître, si l'extraction du sucre de *topinambours* entre dans l'industrie, et si la culture du *sorgho* réalise les espérances que font naître les nombreuses expériences faites à la pépinière d'Alger par son habile directeur, M. Hardy, le prix du sucre, en s'abaissant, fera disparaître la fabrication des sirops de glucose, du moins pour les usages domestiques : ceux-ci n'ont en effet ni l'apparence, ni les propriétés bienfaisantes et agréables des véritables sirops. — Quant au glucose venant de l'amidon, qui concourt à la production de l'alcool, surtout depuis que les produits moins nombreux de la vigne ont créé de nouveaux débouchés aux alcools de grains et de fécule, nous rappellerons que la mesure adoptée par plusieurs gouvernements d'interdire la fabrication des alcools de grains a mis fin à la destruction des céréales par les distilleries; son résultat sera de développer la fabrication du sucre et de l'alcool de betterave, et son bénéfice de conserver à l'alimentation publique les subsistances qui doivent lui appartenir exclusivement.

4° *Usages industriels de la fécule.* — Elle s'emploie concurremment avec l'amidon dans la fabrication du glucose et de l'alcool; l'épaississement des couleurs et des mordants et les apprêts se font également avec cette substance. — Dès 1720, l'Académie des sciences reconnaissait, sur la demande d'un sieur de Ghise, que la fécule de pomme de terre pouvait être substituée à l'amidon pour la confection des empois. Mais cette imposante autorité a été méconnue, ou ce sage conseil oublié, puisque aujourd'hui encore la blanchisserie exige de l'*amidon en aiguilles* pour faire ses empois.

Le *collage du papier* à la gélatine a l'inconvénient de ne pouvoir se faire qu'après le moulage de la feuille, et il arrive alors que la matière animale fermente assez souvent par son exposition à la température du séchoir. C'est pourquoi les fabricants préfèrent la fécule pour l'encollage. Elle a en outre l'avantage de répartir mieux le savon et ensuite la résine du précipité ; enfin elle blanchit la pâte.

Depuis les expériences de M. Dubuc, de Rouen, la fécule a été substituée à la farine de petit millet dans la préparation de l'*encollage, parement ou parou des tisserands.*

M. Payen (*Dict. technologique*) a proposé de substituer la fécule à la gomme et à la mélasse *dans le cirage.* Cette substitution donne un cirage très-bon, mais qui a l'inconvénient de subir une fermentation assez violente pour produire la rupture des bouteilles. C'est là sans doute ce qui n'a pas permis d'adopter ce cirage, que M. Payen a songé à conserver, du reste, par le procédé d'Appert.

Dans ces derniers temps, M. Rouy a eu l'heureuse idée de *saupoudrer les moules des fondeurs en bronze* avec la fécule, au lieu de charbon de bois réduit en poudre. Cette application, justement récompensée par la Société d'encouragement, a une influence bienfaisante sur la santé des ouvriers.

Nous terminerons en rappelant les *usages de la poudre d'amidon ou de fécule par la thérapeutique*, et l'*emploi de la dextrine par la chirurgie*. Celle-ci sert dans la confection des bandages inamovibles. Employée pour la première fois par M. Velpeau, on en forme une pâte en délayant 100 gr. de dextrine dans 60 grammes d'eau-de-vie camphrée et 40 grammes d'eau. 400 grammes de dextrine environ sont nécessaires pour appliquer un bandage pour maintenir une fracture de clavicule ;

300 grammes pour une fracture de jambe, et 150 grammes pour une fracture d'avant-bras. — Maintenant, la substitution de la dextrine, par M. Velpeau, à l'amidon ou à la fécule, pour la confection des bandages inamovibles de M. Seutin, a-t-elle des avantages bien marqués ? Nous pensons que ces diverses substances amylacées sont toutes d'un bon emploi et donnent des résultats également satisfaisants.

§ 4. — Du pain de pommes de terre.

« Le pain, dit M. Balard (*Bulletin de la Société d'en-« couragement*, 1848, p. 182), est un aliment qui se « consomme froid, qui se conserve sans altération, et « peut dès lors se préparer d'avance et en grandes mas-« ses ; c'est à la fois un aliment d'une digestion facile, « d'un emploi commode, et dont la manutention com-« porte la plus grande économie de temps et d'argent. « — Il n'y a donc pas à s'étonner si, à chaque aliment « nouveau dont l'alimentation humaine s'est enrichie, « on a essayé de lui faire subir cette panification dont les « graines de *céréales seules* sont susceptibles. »

C'est à cause de toutes ces tentatives que nous entrerons dans quelques détails sur les essais de panification de la pomme de terre, en observant que ce qui sera dit à ce sujet s'appliquera complétement aux tentatives faites pour panifier le marron d'Inde, le gland, le colchique, etc., etc.

Le pain est formé d'un mélange de farine de blé et d'eau, qui, après avoir été suffisamment gonflé par l'introduction de l'air et un commencement de fermentation, est soumis à la cuisson, de manière à ce que le produit soit à la farine employée comme 133 ou 140 est à 100.

Par des manipulations habiles, on arrive à cuire des pains qui, pour 100 kil. de farine, pèsent 166, 181, 220, 250 et même 300 kil. Mais ces augmentations de poids étant dues à une plus grande quantité d'eau, on ne saurait admettre comme bon et loyalement fabriqué un pain contenant plus de 66 pour 100 d'eau ajoutée, limite extrême adoptée par la manutention des vivres de la guerre.

Tous les essais de panification de pommes de terre, de betteraves, etc., ont échoué et devaient échouer ; car nul produit végétal n'a été doté de cette composition toute providentielle qui est l'attribut exclusif des céréales, et par-dessus tout du blé. Quel végétal, en effet, contient réunis en proportions plus convenables pour cet usage l'amidon, le gluten, la dextrine, les matières grasses et les sels, c'est-à-dire la plupart des substances *nécessaires* pour entretenir et réparer les organes de l'homme ? Quel végétal connu jusqu'ici peut se substituer à la farine de froment dans la fabrication du pain ? Aucun, et la farine de pommes de terre ou de marrons d'Inde moins que d'autres : c'est ce qui ressort évidemment de leur composition.

A peine, en effet, la pomme de terre contient-elle un

pour 100 de matières azotées; quant à la farine de marrons d'Inde, elle n'en renferme que 3 pour 100. Comment pourraient-elles alors, dans la fermentation panaire, subir cette distension qui seule donne au pain sa légèreté, condition indispensable de sa facile digestion?

Au blé seul a été réservée la propriété de se panifier, lorsque son mélange avec l'eau est convenablement travaillé et soumis à l'action de la chaleur. « Et pourquoi « s'étonner alors, dit M. Liebig, de ce que les graminées, « dont les graines servent de nourriture à l'homme, le « suivent, pour ainsi dire, comme une bête domestique? « C'est qu'elles suivent l'homme par la même raison « que les plantes maritimes recherchent les bords de la « mer et les marais salants; que les chénopodées séjour- « nent dans les décombres. »

Les insuccès ont amené des expérimentations plus réfléchies : on a compris, en se préoccupant uniquement de la forme (pain), que la non-réussite des efforts tentés en si grand nombre était causée par la trop faible proportion de gluten existant dans les farines qu'on voulait panifier. Et c'est alors qu'on est arrivé à confectionner du pain en mélangeant la farine ou la fécule de pommes de terre, de glands, de marrons d'Inde, avec la farine du blé, et en ajoutant du gluten.

C'est-à-dire, que si l'on veut absolument faire du pain de pommes de terre ou de marrons d'Inde, on commence par *détruire* une certaine quantité de farine de blé; on perd, *on jette* la dextrine, la matière grasse, les phosphates et autres sels ; *on décompose* une partie du gluten ; puis, avec ce que la fermentation a épargné, on mêle de la fécule ou de la pulpe de pommes de terre ou de marrons d'Inde, et on fait un pain qui n'est *acceptable* que si l'on ajoute encore une notable quantité de bonne farine de froment, et qui, à peu près semblable au pain par *sa forme*, en diffère essentiellement par *sa composition !*

Ne serait-il pas plus simple, plus logique, plus économique, de faire du pain avec la farine de froment, d'autres aliments avec la pomme de terre, puis, avec les végétaux féculents non alimentaires, tels que le marron d'Inde, de l'amidon et de la fécule pour l'industrie?

CHAPITRE IV.

DES VÉGÉTAUX NON ALIMENTAIRES FÉCULENTS. — CARACTÈRES ET EXTRACTION DE LEUR FÉCULE AMYLACÉE.

« Adopter des végétaux étrangers à un
« climat, c'est se jeter dans la carrière
« douteuse des essais. »

(De Gasparin.)

Le nombre des végétaux non alimentaires auxquels l'industrie pourrait demander les matières féculentes qu'elle consomme serait considérable, s'il suffisait que ces végétaux fussent féculents. Mais il importe avant tout que leur récolte soit facile, et que l'extraction de leur matière amylacée couvre avec bénéfice les frais qu'elle exigera.

Aussi formerons-nous plusieurs groupes de ces végétaux, selon leur ordre d'importance relativement à la question qui nous occupe.

Dans un premier groupe, on peut renfermer les végétaux signalés à plusieurs reprises comme féculents, mais qui n'ont jamais pu prendre rang parmi les substances utilisées ou à utiliser. Tels sont : la flambe (*iris florentina*), le glaïeul (*gladiolus communis*), la serpentaire (*aristolochia serpentaria*), la chélidoine (*chelido-*

nium majus), la filipendule (*spiræa filipendula*), la nielle des blés (*agrostemma githago*), les racines d'ellébore (*elleborus niger*), la fumeterre bulbeuse (*fumaria bulbosa*), la mandragore (*atropa mandragora*), le chiendent (*triticum repens*), proposés par Parmentier comme végétaux pouvant suppléer, dans des temps de disette, à ceux qu'on emploie communément à la nourriture des hommes. Ces diverses plantes ne sauraient produire assez de matières amylacées pour couvrir les fais d'exploitation. De plus, la nielle des blés, le chiendent, la chélidoine, sont-ils des végétaux à la propagation desquels il faille songer, eux dont on cherche à se débarrasser à tout prix, à cause de la gêne et des dommages qu'ils apportent à la culture?

Dans un second groupe, on peut ranger la pivoine officinale (*pæonia officinalis*), l'angélique (*angelica archangelica*), la gesse tubéreuse (*lathyrus tuberosus*), l'oxalide crénelée (*oxalis crenata*), l'ulluco (*ullucus tuberosus*), la boussingaultie (*boussingaultia besallodes*), l'aracacha, la fritillaire, etc... Plusieurs de ces plantes pourront peut-être donner un jour, par la culture, des matières féculentes capables de concourir à l'alimentation publique. Nous sommes très-disposé à l'espérer. La gesse tubéreuse se vend, en effet, sur les marchés de Metz et de Nancy, et ses tubercules viennent de plantes sauvages; l'oxalide crénelée, l'aracacha, la boussingaultie, l'ulluco, ont été à plusieurs reprises recommandés aux agriculteurs; et cependant leur culture ne se multiplie pas : pourtant, les expériences entreprises sur ces dernières plantes ont fait concevoir des espérances qu'il appartient peut-être au temps de justifier.

Mais le but de notre travail, nous l'avons dit, n'est pas de chercher des matières féculentes dont il faille encourager la culture; et puisque ces plantes sont loin d'être assez répandues pour que le produit couvre même les frais de récolte, nous nous contenterons de les avoir mentionnées.

Arrivons donc aux végétaux féculents non alimentaires capables de fournir avec avantage et dans un avenir prochain, les matières amylacées que l'industrie consomme. — Nous en formerons deux catégories. Dans la première, nous indiquerons les végétaux qui pourraient, à la rigueur, être utilisés dans des circonstances extrêmes; tels sont : la *bryone*, l'*arum maculatum*, le *colchique* et le *chêne commun*. Dans la seconde, nous étudierons deux végétaux auxquels l'industrie *devrait demander* l'amidon et la fécule qui lui sont nécessaires; nous voulons parler du *trapa natans* ou châtaigne d'eau, et du *marronnier d'Inde*.

Nous traiterons, dans ce chapitre, des végétaux de la première catégorie; et dans deux chapitres distincts, du trapa et du marronnier d'Inde.

La *bryone* (*bryonia dioïca*). — C'est de la racine de la plante qu'on extrait la matière amylacée. Parmentier compare cette racine avec celle de *manioc* dont les sauvages des Antilles, et tous les habitants des Indes occidentales, font leur nourriture ordinaire. Il aurait pu ajouter, et d'où on nous l'apporte à si grands frais! — Baumé dit que l'amidon de bryone est fin, qu'il en a fait de la poudre qui ne différait en rien à l'usage du plus bel amidon ordinaire. Cette racine est fort commune, ajoute-t-il, et vient partout avec la plus grande facilité; les racines sont fort grosses, mais elles ne rendent que 6 gros d'amidon par chaque livre, c'est-à-dire environ 5 pour 100.

L'amidon est uni dans la racine de bryone avec une matière âcre, très-purgative. Autrefois on préparait en pharmacie la racine de bryone de deux manières : sans lavage, elle conservait sa matière âcre, et était employée comme purgatif; ou on la soumettait à des lavages réitérés, et son amidon pouvait servir alors aux mêmes usages que l'amidon ordinaire.

Lavée avec soin et à plusieurs reprises, la racine de bryone peut, en effet, donner un amidon que, d'après les expériences de M. Calmus « on ne pourrait employer que dans les potages de haut goût, susceptibles de masquer la saveur amère qu'il retient toujours malgré des lavages réitérés. » Nous avons été témoin de ces expériences, et nous pensons que cet amidon pourrait être utile à l'industrie.

De plus, comme la bryone croît partout sans culture; qu'elle se plaît dans les haies, sur la lisière des bois, dans les lieux incultes, on pourrait, en la laissant se multiplier, songer à utiliser son amidon *dans des cas extrêmes* ; mais il ne faut pas oublier que cette propagation peut, dans certains cas, avoir une influence fâcheuse sur d'autres végétaux d'une utilité mieux constatée.

Richard rapporte l'analyse suivante de la racine de bryone, faite par Brande et Firnhaber :

Bryonine avec un peu de sucre	38
Résine avec un peu de cire.........	42
Sous-résine	26
Mucoso-sucré......................	200
Gomme.............................	290
Amidon............................	40
Fécule durcie.....................	20
Gélatine	50
Phosphate de magnésie et d'alumine.	10
Malate de magnésie................	20
Alumine concrète..................	124
Gummarine	55
Matière extractive................	340
Fibre végétale....................	315
Eau	430
	2000

Nous remarquerons avec Richard, que ce qui doit frapper dans cette analyse, c'est la très-petite quantité d'amidon qu'elle indique ; les expériences de Baumé établissant que la racine de bryone en contient environ 5 pour 100. A ces recherches, il faut ajouter les intéressants travaux de M. le docteur Furnari, sur l'amidon de bryone et l'huile qu'on peut retirer des graines de cette plante ; huile de bonne qualité, ne conservant ni l'amertume, ni l'odeur de la bryone, vulgairement appelée *couleuvrée*. M. Furnari obtient l'amidon en râpant la racine dans l'eau, et en lavant à plusieurs reprises le produit obtenu; les jeunes racines fournissent, selon lui, 16 à 17 p. 100 de leur poids d'amidon parfaitement blanc. Il a aussi retiré de l'alcool des racines, par la conversion de l'amidon en glucose, à l'aide de l'acide sulfurique : 100 parties de racines donneraient de 7 à 8 p. 100 d'alcool à 21° ; cet alcool conserve un peu d'odeur qui disparaît par la rectification.

Les essais tentés en Algérie à Sidi-Bel-Abbès, par M. Furnari, permettent-ils d'espérer qu'un jour l'amidon et l'huile de bryone s'introduiront sur les marchés? Nous ferons observer, quant à présent, que l'arrachage difficile de la bryone paraît peu se concilier avec le bon marché auquel l'amidon doit être obtenu ; que dans les beaux résultats demandés par M. Furnari, à la terre vierge de l'Afrique, il faut tenir compte du haut prix de la main-d'œuvre ; et enfin, qu'il y aurait peu d'avantage en France, à occuper la terre avec une plante qui ne donne pas sa récolte la première année, et qui exige un défonçage et des sarclages réitérés.

Le *gouet* (*arum maculatum*) a une racine vivace, formée d'un tubercule charnu, arrondi, blanchâtre, de la grosseur d'une petite noix et garni de fibres radicales à sa partie inférieure. Outre l'amidon que contient cette racine, elle renferme encore un suc âcre et laiteux, extrêmement caustique et brûlant, quand elle est fraîche. Ce suc lui donne une propriété purgative.

Selon Bucholz, cité par Richard, la racine d'arum contient :

Amidon	714
Gomme	56
Matière extractive analogue au sucre	44
Huile grasse	6
Substance analogue à la gomme adragante	180
	1000

Cette analyse ne fait pas mention du principe âcre, qui paraît, du reste, très-volatil et dont la causticité est complétement détruite par l'ammoniaque, comme l'avait remarqué M. Calmus.

Lémery assure qu'on a fait du pain avec cette racine; ce qu'il y a de certain, c'est que dans quelques pays, en Esclavonie par exemple, on la récolte, on la lave, on la fait sécher, et on la conserve pour servir d'aliment pendant l'hiver. La racine d'arum qu'on tire des régions méridionales de la France, est en morceaux arrondis et déprimés d'une saveur moins âcre que celle de l'arum récolté aux environs de Paris; c'est la racine de l'*arum dracunculus*, beaucoup plus grande dans toutes ses parties. On pourrait citer encore d'autres plantes de la même famille qui ne sont que peu ou pas féculentes, mais que l'homme a cependant utilisées pour son alimentation; ce sont l'*arum colocasia*, la *colocase*, qui croît en Égypte et en Orient; elle y est devenue une plante potagère qu'on cultive dans plusieurs contrées du globe. La culture lui a fait perdre, en grande partie, l'âcreté qu'on retrouve dans toutes les plantes de cette famille. Il en est de même de l'*arum esculentum* (chou caraïbe) : on mange ses feuilles et ses racines aux Antilles et dans d'autres parties de l'Amérique méridionale

M. Calmus a extrait par le lavage de la racine de l'*arum maculatum*, un amidon dépouillé de tout mauvais goût, qui, mélangé par parties égales avec la farine de froment, a donné un pain, ayant l'*apparence* du pain blanc ordinaire, sans avoir ses propriétés nutritives. Avant lui déjà, Dulong d'Astafort avait isolé ce principe. Il est bon d'observer que la causticité des racines de l'arum et de la bryone oblige, dans les manipulations, à se servir de pilons et de spatules de bois.

Le gouet croît naturellement dans les lieux ombragés et humides. On a proposé de le soumettre à une culture réglée; malheureusement son tubercule ne parvient à une bonne consistance qu'à la troisième année; et les essais faits par Sonnini à Manoncourt dans la Meurthe, ont démontré que si le gouet, venu dans un champ sablonneux, exposé à toute l'activité des rayons solaires, est moins âcre, moins caustique et moins purgatif, ses racines sont moins nourries et ont perdu en grande partie leurs propriétés féculentes.

M. Sileone de Gênes, a soumis dernièrement au jugement de la Société d'encouragement un mémoire dans lequel il assure avoir inventé les moyens de produire à l'aide des *arum maculatum* et *italicum*, un amidon parfait; le fait n'est pas nouveau; quant au procédé, il diffère de celui de M. Calmus, en ce que M. Sileone se sert d'une eau rendue alcaline à l'aide de 75 grammes de potasse par litre.

Évidemment le gouet commun ne sera jamais une plante alimentaire. Seulement, comme il croît naturellement, on pourrait peut-être, en le laissant se multiplier, songer à en faire une substance féculente pour l'industrie ; mais nous devons lui appliquer toutes les restrictions que nous avons faites pour la bryone.

Colchique d'automne (*colchicum autumnale*). — Le bulbe de colchique a été, dans ces derniers temps, proposé comme matière féculente pouvant concourir à l'alimentation ; aussi dirons-nous quelques mots de son amidon, renvoyant pour son histoire, aux travaux de MM. Pelletier et Caventou, de MM. Hess et Geiger, et de M. L. Oberlin.

« Dans trois expériences, dit M. Colar, j'ai obtenu 22 pour 100 de fécule du poids de bulbes frais. L'extraction de cette fécule est une opération qui, une fois les bulles débarrassés de leurs tuniques noires, est absolument la même que si l'on agit sur des pommes de terre. Seulement, comme la pulpe de colchique brunit très-vite par l'action de l'air, il est bon de la délayer dans l'eau presque au fur et à mesure de sa préparation. — La fécule, séparée du parenchyme, au moyen d'un tamis fin, est lavée à grande eau à sept ou huit reprises différentes, ou mieux jusqu'à ce que l'eau qui a servi au lavage soit dépourvue d'amertume, et partant de colchicine. Alors on la met égoutter et on la sèche. Ainsi préparée, cette fécule est très-blanche, d'une saveur douce et agréable, et d'une innocuité complète. »

On peut objecter à l'introduction de cette plante, comme source de matière amylacée : 1° Les nombreux lavages qu'elle exige; 2° les dommages que son arrachage peut causer aux prairies, séjour ordinaire de cette plante. Malgré l'opinion de l'abbé Rozier, qui dit que pour l'extraire on n'a qu'à lever la motte de terre, à enlever l'oignon et à remettre la motte en place; il n'en résulte pas moins que cette extraction serait trop dispendieuse et assez compromettante pour les prairies, en songeant surtout qu'il se forme chaque année un nouveau bulbe à la partie latérale et inférieure du précédent, en sorte que la plante tend à s'enfoncer de plus en plus dans la terre. Ajoutons enfin, que le lieu précis où se trouve le bulbe est seulement indiqué par l'apparition de la fleur, et qu'à ce moment le bulbe a déjà subi une notable altération.

Avec l'amidon de colchique, M. Colar a préparé du glucose et de l'alcool : 7 kil. de bulbes frais ont donné 2 litres d'alcool marquant 32° centésimaux.

En résumé : le colchique, l'arum et la bryone peuvent certainement fournir des matières féculentes à l'industrie ; mais dans des conditions économiques peu satisfaisantes, à cause du peu d'abondance de ces végétaux, des frais auxquels entraînerait leur récolte, et aussi de l'extraction de leur matière amylacée, unie dans l'arum et la bryone à un suc caustique qui rend les manipulations assez difficiles, et dans le colchique, à une substance toxique qui nécessite des précautions indispensables.

Gland de chêne. — Si le chêne est utile par son écorce, par son bois, par ses feuilles, par les galles qu'y font naître les insectes, par le champignon agaric qu'il porte, par certains insectes qu'on y rencontre, son fruit rend aussi des services importants par l'*amidon* qu'il renferme.

Les usages de ces glands varient selon leur plus ou moins grand degré d'amertume. Voici comment M. Heuzé les classe dans son *Agriculteur praticien* :

1° Glands de *quercus robur*, ou chêne à glands sessiles, regardés comme les plus nutritifs;

2° Glands de chêne tauzin (*quercus toza*), glands doux; plus recherchés pour la nourriture des porcs dans les Landes, d'après Thore;

3° Glands du chêne pédonculé (*quercus pedunculata*); amers, plus astringents que les précédents;

4° Glands du chêne des Pyrénées (*quercus fastigiata*), assez estimés;

5° Glands du chêne cerris (*quercus cerris*), plaisent moins que les précédents;

6° Glands du chêne vert (*quercus ilex*), âpres, amers au goût; cependant les porcs les mangent bien;

7° Glands du chêne-liége (*quercus suber*), doux; les porcs les recherchent avec soin.

Les glands tombent chaque année au sein des forêts; ils y sont recherchés par les sangliers, les cerfs, les chevreuils, les daims, etc...; dans les fermes, ces fruits sont réservés aux porcs, aux bœufs et aux bêtes à laine. Mais cette nourriture n'est pas substantielle, car « *peu le gland n'engraisse le bœuf, ains l'alangourit, le faisant devenir rongneux*, » dit Olivier de Serres; et M. Huzard fait la même observation pour les porcs. M. Favre de Genève conseille de mêler ce fruit aux pommes de terre, pour combattre leur action dévoyante quand elles sont données à haute dose. D'après Matthieu de Dombasle, ce fruit remplace l'avoine dans l'alimentation du bœuf, dans la Haute-Marne.

Les usages du gland de chêne sont donc de nourrir les hôtes des forêts et le bétail dans les fermes. Relativement à sa première destination, consacrée d'ailleurs par le Code forestier, nous sommes loin de vouloir la critiquer; quant à la seconde, nous nous contenterons d'observer que le gland de chêne est une nourriture insuffisante pour le bétail et qui demande certains ménagements dans son administration.

D'après M. Boussingault, le gland à l'état sec contient 0.83 p. 100 d'azote; 7 kil. de glands peuvent donc suppléer à 10 kil. de foin de prairies naturelles. Cet aliment est inférieur en valeur nutritive aux semences, aux faînes, aux châtaignes, aux marrons d'Inde.

Parmentier rapporte que dans quelques contrées de l'Afrique et de l'Amérique, on se nourrit de glands de chêne. Il veut probablement parler du *quercus balotta*, dont les fruits, d'une saveur douce, sont mangés en Barbarie et même en Espagne. Il ajoute qu'on eut recours aux glands de chêne en France, en 1709, et quoique ce fruit possédât un goût désagréable, la consommation ne laissa pas que d'en être considérable dans plusieurs provinces. En Westphalie, pendant la guerre de Sept ans, on fit aussi usage du pain de gland de chêne.

Quoi qu'il en soit, pour conserver les glands, on peut se contenter de les submerger ; ils se gardent ainsi plusieurs années sans éprouver d'altération. Ce procédé rapporté par Olivier de Serres, est encore en usage dans le Rouergue. — Quand on les fait sécher au four ou dans des séchoirs, ou des greniers bien aérés et qu'ils ont perdu leur eau de végétation, on les amoncelle et on les couvre de paille. Les glands résistent bien mieux ainsi aux froids que la châtaigne ; mais ils sont fort sujets à s'altérer en séjournant sur la terre sous les feuilles humides. — On a proposé encore, lorsque la provision de glands était rentrée, de faire une lessive légère de cendre de bois, et quand elle était bouillante, d'immerger les glands pendant douze ou quinze minutes. On les retire alors de la lessive, on les laisse égoutter, et on lessive de nouveau avec le même soin. Après quoi, les glands seraient parfaitement de garde et ne gommeraient plus.

Baumé paraît être le premier qui ait songé à extraire

l'amidon du gland de chêne. Mais il fut trompé dans son attente, car il n'obtint de ce fruit qu'un amidon gris, ou d'une couleur jaune sale, quand il était humide; en se desséchant, il perdait sa couleur et devenait gris jaunâtre comme de la noix de galle en poudre. Il était sans amertume, cependant sa saveur conservait le goût de bois de chêne.

Le gland contient :

	D'après Lœvig.	D'après M. Braconnot.
Amidon	385	369
Ligneux	319	19
Huile	43	32
Tannin	90	158
Résine	52	»
Gomme	64	70
Sels de potasse et de chaux.	»	9
Eau	»	318
Extractif amer	52	50
	1000 p.	1000 p.

Et d'après M. Kleinschmidt, la cendre de glands de chêne décortiqués donne à l'analyse :

Acide carbonique	14.3	Chaux	5.4
Acide phosphorique	13.7	Magnésie	4.5
Acide sulfurique	2.3	Oxyde de fer / Oxyde de manganèse	0.9
Chlore	0.5		
Potasse	51.7	Silice	0.8
Soude	0.3	Charbon et perte	5.6

M. Thorel, qui a cherché tout dernièrement à panifier les pommes de terre, les betteraves et leur résidu, et les *glands de chêne*, s'est arrêté pour ces derniers à les unir à la farine de froment. Il estime à 2 fr. 50

l'hectolitre de gland, non compris la redevance que les propriétaires seraient en droit d'exiger en autorisant le ramassage.

Il est facile de comprendre par la lecture des travaux de Baumé et de M. Thorel, que ces observateurs ont été médiocrement satisfaits de leurs expériences sur le gland de chêne commun. Le premier, en effet, dit n'avoir obtenu qu'un amidon coloré dont la saveur était celle du bois de chêne; le second, après des lavages alcalins et acides, n'obtint, par le mélange du gland avec la farine de froment, qu'un pain d'une couleur rouge, qu'il dit très-nourrissant.

Nous nous sommes livrés nous-mêmes à des essais sur le gland de chêne, et nous devons avouer que nous n'avons obtenu, après des lavages nombreux, qu'un amidon très-inférieur à l'amidon de seconde qualité, qui est toujours resté d'un gris sale. Aussi, nous pensons que le gland ne peut être utilisé comme aliment, que par les animaux domestiques et le gibier des forêts. Quant à son emploi dans l'industrie, il résulte des expériences de Baumé, de M. Thorel, confirmées par les nôtres, que non-seulement l'amidon obtenu est de qualité inférieure, mais encore qu'il est très-difficile à débarrasser du tannin qu'il contient. Nous avons vu, en effet, de l'amidon de gland qui en renfermait encore après bien des lavages à l'eau; et M. Thorel lui-même n'a pas été plus heureux après des lavages alcalins et acides.

On comprendra, maintenant, combien on serait peu

autorisé à venir demander le changement de la législation si sage, qui réserve le gland pour la nourriture du gibier, lorsqu'on n'aurait à mettre en balance que la fabrication d'un amidon à peine de seconde qualité. Et en admettant qu'on établisse des plantations régulières qui n'existent pas actuellement et où le *ramassage* serait facile, il resterait encore à savoir si les frais de *décorticage* et de *râpage* du gland seraient couverts par l'amidon obtenu. Pour nous, nous ne le pensons pas.

CHAPITRE V.

DU TRAPA NATANS OU CHATAIGNE D'EAU. — CULTURE DES ÉTANGS PAR LE TRAPA.

« En Chine, où l'on cultive avec le même
« soin la terre et les eaux, cette plante est
« l'objet d'une culture réglée. »
(THIÉBAUT DE BERNEAUD.)

Si l'on songe qu'il existe en France des étangs dont la superficie est de 209,000 hectares, on peut être étonné, à juste titre, de les voir si peu utilisés.

Ils ne concourent, en effet, à la production que par la quantité bien minime de poissons qu'ils livrent chaque année à l'alimentation publique, et par le jonc et l'osier qui croissent sur leurs bords : compensation bien insuffisante, si l'on pense à l'influence pernicieuse qu'ils exercent sur les populations qui les entourent.

Et, cependant, ces étangs pourraient facilement être *cultivés* dans nos contrées occidentales, comme ils le sont dans certaines provinces de la Chine, comme ils l'étaient chez les peuples anciens.

En effet, le *nymphæa lotus*, le *nymphæa cærulea*, la *colocase*, espèce de *nelumbium*, produisaient autrefois en Égypte des matières qui entraient dans les subsistances publiques. En Égypte encore, le trapa était sacré, et on en trouve dans les cercueils des pyramides. Les Thraces, au dire de Pline et de Dioscorides, faisaient avec le trapa un *pain assez agréable aux yeux et bon à l'estomac.*

En Chine, on cultive non-seulement le *trapa bicornis,* mais encore le *nymphæa nelumbo* ou *nelumbium speciosum* dans les environs de Pékin.

Voici comment le premier explorateur, M. Fortune, envoyé par la Société royale de Londres, en Chine, depuis que ses barrières, si longtemps infranchissables, se sont abaissées, s'exprime à ce sujet : « Étant revenu « pour quelque temps à Schanghaï, je résolus de pé- « nétrer, s'il m'était possible, dans le district de Kwey- « Chow-Foo. En remontant la rivière dans la direction « du sud-ouest, j'arrivai, peu après avoir dépassé Kea- « Hing-Fo, cité d'environ 270.000 habitants, à un « immense étang, qui, je le suppose, communique « avec le célèbre lac Taï-Ho. L'eau était très-peu pro- « fonde et couverte de *trapa bicornis*, que les Chinois « nomment *ling*, et dont le fruit, de forme assez bi- « zarre, comme on le sait, ressemblant assez à une « tête de bœuf armée de ses deux cornes, est très-es- « timé en Chine. J'en observai là trois variétés bien « distinctes, dont une qui donne un fruit d'une belle « couleur rouge. — Des femmes et des enfants en « grand nombre naviguaient dans de petits batelets de

« forme circulaire, à peu près comme nos cuviers à « lessive, et étaient occupés à pêcher le ling. Au fait, « on ne pouvait rien imaginer de plus convenable, « pour ce genre de travail, que ces singulières embar- « cations, qui, assez vastes pour contenir le pêcheur et « tout le produit de sa pêche, se dirigent doucement « au milieu de toutes les plantes *sans les briser*. La vue « de cette immense quantité d'individus naviguant « ainsi sur ce marais, chacun dans son cuvier, formait « pour moi un coup d'œil des plus divertissants. »

« Le trapa bicornis, dit un autre voyageur, M. Mar- « chal de Lunéville, est très-estimé en Chine; il forme « la nourriture des populations où la récolte de riz est « insuffisante. Leur cueillette, ajoute-t-il, rappelle les « vendanges en France. On sème le ling à la fin de « l'automne, dans les parties des étangs où l'eau est « peu profonde, où elle est claire, et dans les endroits « les plus exposés au midi. Les Chinois assurent que « cette culture absorbe les émanations putrides qui « s'élèvent à la surface des eaux stagnantes. — Si la « récolte est très-abondante, on donne le trapa aux « oiseaux de basse-cour; ceux-ci engraissent promp- « tement, et leur chair acquiert un goût exquis. »

Voici donc le parti, si éminemment utile, qu'on tire *régulièrement* en Chine des étangs. Ne pourrait-il en être de même chez nous? A-t-on à redouter quelque difficulté dans l'acclimatation du trapa? Mais l'Europe occidentale possède un trapa indigène, dont la multiplication a été jusqu'à présent livrée au hasard; c'est le *trapa natans* ou *châtaigne d'eau*. S'il a moins d'avenir dans l'alimentation publique que le *trapa bicornis*, à cause de son âcreté légère, qui l'a fait employer dans certaines localités à l'alimentation du bétail, ne pourrait-on en *extraire pour l'industrie les matières amylacées qu'elle consomme?* Sa culture régulière aurait de plus l'avantage *d'assainir le voisinage des étangs, d'améliorer la qualité des eaux et de faciliter la multiplication et le développement du poisson.* — Tels sont, en effet, les heureux résultats que tous les auteurs s'accordent à reconnaître à la présence du trapa dans les étangs.

Les étangs sont donc aujourd'hui à peu près improductifs et insalubres, et on peut les faire produire et les rendre moins malfaisants. Y a-t-il à hésiter pour entrer dans cette voie féconde, en songeant que les expériences faites jusqu'à ce jour sont toutes à l'avantage de cette culture?

Nous savons bien que, dans quelques endroits, on a cherché à utiliser les étangs et le terrain qu'ils occupent. Par exemple, dans le département de l'Ain, ancienne Bresse marécageuse, les marais, au moyen de digues, ont été convertis en étangs, et sont devenus, pour leurs propriétaires, l'objet d'une industrie réelle. Ainsi, ces terrains sont alternativement mis en culture et occupés par les eaux. Quand on veut cultiver un étang, on le met à sec, en ouvrant le thou ou coupure pratiquée dans la digue; la couche végétale, fertilisée par le limon, est ensemencée en blé, en orge et surtout en avoine. Le produit est double de celui des autres terres du département. Dès que la récolte est levée, on remplit l'étang et on y met de jeune poisson. Cette ingénieuse manière d'utiliser la richesse accumulée du sol des étangs, serait loin cependant d'être applicable à beaucoup d'eaux stagnantes; les difficultés de l'endiguement, du libre écoulement des eaux, etc..., y mettraient facilement obstacle, outre que des mesures législatives récentes ont décidé l'expropriation de ces marais, dont les dessèchements périodiques avaient une influence fâcheuse sur la santé publique.

Mais si l'industrie du département de l'Ain, tout en ayant réussi au point de vue financier, a présenté de graves inconvénients et de sérieux dangers en ce qui touche la santé publique, il n'en a pas été de même d'une industrie conquise, non sur des terrains perdus, mais sur moins encore, sur la vase des côtes de l'ouest; nous voulons parler des *Bouchots* d'Esnandès, à trois lieues de la Rochelle. Le remarquable mémoire de M. d'Orbigny a fait connaître les résultats importants qu'avaient produits les laborieux efforts tentés en 1046 par l'Irlandais Patrice Walton, et religieusement continués depuis cette époque par les habitants des communes littorales de l'anse d'Aiguillon. On ne peut, en effet, s'empêcher d'admirer ce que peut enfanter l'intelligence humaine, lorsqu'on arrive à constater que les

300 et quelques bouchots établis sur toute l'étendue de la vasière, nourrissent, par la vente des coquillages qu'ils renferment, une population de plus de 30,000 âmes, et donnent un revenu annuel dépassant 495,000 francs. Si l'homme a pu, malgré la mer et les tempêtes, fixer la vase, et, qu'on nous permette cette expression, la transformer en un capital à revenu assuré, on admettra que c'est demander un bien moindre travail à son esprit inventif que d'appeler ses persévérants efforts sur cette question : Cultiver les étangs et les marais, de manière à les rendre doublement productifs par le poisson et par les végétaux, et par conséquent maintenir les eaux à un niveau constant qui ferait disparaître les causes d'insalubrité que leur état actuel entraîne avec lui.

On nous objectera d'abord que la suppression des étangs et des marais fait l'objet d'une loi déjà ancienne. Mais l'exécution de celle-ci sera nécessairement longue, et, ce que nous demandons, c'est seulement qu'il soit permis, en attendant, d'utiliser la terre que les eaux stagnantes laissent improductive en la recouvrant.

Quoi qu'il advienne, comme nous croyons qu'il y aurait profit très-réel à cultiver les étangs avec le trapa, nous allons maintenant exposer l'histoire de cette plante aquatique.

Le *trapa natans*, macre, châtaigne d'eau, cornuelle flottante, saligot, etc., est le *tribulus aquaticus* des anciens.

C'est une plante dicotylédonée, herbacée, aquatique, à feuilles opposées, presque sessiles, à fleurs axillaires, à fruits remarquables par les pointes coniformes dont ils sont armés. — Elle appartient à la famille des hydrocharidées.

Ses caractères botaniques sont les suivants : *Calice* monophylle, persistant, à 4 lobes dressés; *corolle* composée de 4 pétales allongés, chiffonnés, alternes avec les divisions du calice; 4 *étamines* à filets ébulés, à anthères arrondies, comprimées, introrses, à 2 loges s'ouvrant par un sillon longitudinal; *ovaire* semi-infère, terminé par un style et un stigmate discoïde, épais, glanduleux, bilobé; le *fruit* est une noix irrégulière, coriace lorsqu'elle est sèche, presque ligneuse, monosperme, munie de deux pointes dures, opposées, en épines recourbées, formées par les divisions épaissies et endurcies du limbe calicinal.

Cette plante est *vivace*, rampante dans l'eau, elle vient garnir la surface de beaucoup de feuilles flottantes, grossièrement dentées, alternes, triangulaires, à pétiole renflé, et disposées en rosettes élégantes. Sa tige grêle et rameuse s'élève d'autant plus que les eaux sont plus profondes. De l'aisselle des feuilles, naissent des fleurs solitaires, petites, blanches, qui s'épanouissent au commencement de l'été. Le pédoncule qui porte les fleurs s'allonge après la floraison. Le fruit, un peu moins gros qu'une châtaigne, tombe aussitôt qu'il est mûr, de sorte qu'il est important de saisir le véritable moment pour le cueillir, sinon, on en perd beaucoup, et celui qu'on retire de l'eau après un certain séjour, n'a plus toutes ses propriétés féculentes. Ordinairement, chaque pédoncule porte deux fruits ; on en a compté parfois jusqu'à huit sur les trapa des lagunes de Venise.

La germination de cette plante est fort curieuse à suivre, elle se rapproche des monocotylédonées par les filets radicaux qui percent l'écorce et ne sont point continus avec elle ; elle s'en éloigne pour les autres circonstances et montre qu'ils ont les mêmes errements que les dicotylédonées. Ce que certains botanistes ont pris et désigné sous le nom de stipules des cotylédons et de feuilles submergées et pinnées, n'est autre chose que des racines apparaissant aux deux côtés du deuxième cotylédon (Thiébaut de Berneaud).

Le *trapa natans* se propage avec facilité, n'exige aucun soin ; son fruit, une fois tombé dans les eaux tranquilles des étangs, vient très-bien. S'il vient à être détruit par suite du curage de la pièce d'eau et de la mare qui en contenait, il suffit de le semer au printemps pour le voir bientôt se multiplier.

C'est au célèbre botaniste Thore qu'on doit son introduction et sa multiplication dans les mares et les étangs du département des Landes. Mais on en rencontre encore dans les eaux stagnantes des départements de la Seine-Inférieure, de Maine-et-Loire, de la Loire-Inférieure, de la Haute-Vienne, de la Nièvre, de la Vendée, des deux Charentes. On les donne au bétail, ou même on les mange en les faisant cuire sous la cendre, ou dans l'eau, bouillis ou simplement torréfiés. En Suède, en Italie, en Espagne, et même dans le Nivernais on en vend sur les marchés. Dans plus d'un pays en Europe, la châtaigne d'eau a été d'un grand secours durant les désastreuses années de disette réelle.

Son fruit ressemble pour le goût à celui de la châtaigne, mais il est plus fade; quelquefois il a, sous notre climat, une faible âcreté, qu'il semble perdre dans les pays méridionaux. Dans le Navarrais, en Lombardie, dans les lagunes de Venise, il acquiert des qualités supérieures, ainsi que dans le joli lac d'Aiguebelette, derrière la montagne sud-ouest de Chambéry.

La manière de faire la récolte consiste, chez nous, à enlever les plantes avec des crochets, on en coupe les fruits mûrs et on remet les plantes dans l'eau; on recommence jusqu'à ce que la maturité soit complète. On voit que nous sommes loin d'apporter dans cette récolte le soin qu'y mettent les Chinois; mais espérons qu'il n'en sera pas toujours ainsi, et qu'une heureuse initiative viendra bientôt encourager et stimuler la propagation du trapa, et, par conséquent, déterminera des améliorations dans les soins de sa récolte.

On a dit que la présence de la macre dans les eaux nuisait aux poissons; il n'en est rien; elle partage avec les *autres végétaux vivants* la propriété d'assainir les eaux, et de plus, loin de nuire aux poissons, elle les protége de l'ombre de ses feuilles pendant les grandes chaleurs de l'été, condition favorable à la *piscieulture.* Ses feuilles, qui servent à la nourriture des bestiaux, sont employées à Soustous près de Dax, avec le fruit, à engraisser les porcs. Les habitants de ce pays, outre qu'ils regardent la macre comme utile aux poissons, pensent que ses feuilles absorbent une partie de l'air des marais. « En effet, dit M. d'Orbigny, les marais sont surtout malsains lorsqu'ils ne sont pas entourés de végétation et qu'ils n'en renferment pas dans leurs eaux. Les plantes aquatiques sont douées d'une propriété absorbante considérable ; comme tous les végétaux, elles absorbent l'acide carbonique, et très-probablement décomposent aussi l'hydrogène carboné et les autres gaz qui se dégagent souvent du fond des mares et des étangs. »

Les châtaignes d'eau contiennent fort peu de matière azotée. Leur fruit, comme celui du châtaignier, est presque entièrement formé de fécule amylacée et de ligneux.

Il résulte des analyses que nous avons faites, que les semences décortiquées contiennent pour 100 parties :

Fécule............	20
Eau...............	56

Cette fécule est *extrêmement blanche*, la finesse de son grain et son toucher moelleux la rapprochent de l'amidon, ainsi qu'une certaine tendance à se prendre comme lui en aiguilles ; mais la forme de ses globules doit évidemment la faire classer parmi les fécules. Rien de plus simple et de moins dispendieux du reste que l'extraction de cette fécule. On commence, à l'aide d'une décortiqueuse mécanique, par enlever la coque épineuse de ce fruit qui perd ainsi 28 à 30 pour 100 de son poids. La semence qu'on obtient est triangulaire, très-aqueuse, d'un râpage aussi facile que celui des betteraves les plus tendres. La pulpe ainsi obtenue, soumise à l'action de l'eau et à un tamisage convenable, donne, après un seul lavage, un précipité formé de fécule de trapa qu'on dessèche sur une aire en plâtre ou à l'étuve, et qu'on peut livrer à la consommation industrielle.

Est-il besoin de faire observer qu'une fabrication si simple, n'exigeant dans les féculeries que l'installation d'une décortiqueuse, serait moins coûteuse que l'extraction de la fécule de pomme de terre, puisque la matière première ne serait grevée pour tous frais que de ceux de récolte?

Répétons-le donc, il existe en France 209,000 hectares d'étangs ; seront-ils bénévolement condamnés à rester improductifs et insalubres ? — Combien de ces étangs deviennent, à cause d'une brusque évaporation, des marécages pernicieux, qui reprendraient un niveau plus constant, si des végétaux cultivés avec intelligence maintenaient les fonds, et régularisaient l'évaporation par leurs feuilles, en conservant à l'eau une température moyenne ! Nul doute que le poisson y viendrait mieux, que la cause d'insalubrité serait au moins très-amoindrie ; et il y aurait, de plus, production de matières féculentes !

Il importe d'y songer sérieusement, car, nous l'avons dejà dit, depuis les sept vaches grasses et les sept vaches maigres du songe de Pharaon, les crises alimentaires sont périodiques dans l'histoire des nations. Qu'elles soient au moins un enseignement utile ! Profitons de l'exemple des Chinois, qui, placés sur une terre trop petite pour la population qu'elle doit nourrir, privés des bienfaits du commerce extérieur, tirent parti de la terre inondée.

Le trapa, cultivé dans les étangs, produirait facilement, dans nos pays, une grande partie de la fécule que l'industrie extrait de la pomme de terre.

Aussi insistons-nous de toutes nos forces pour qu'on mette cette culture en pratique régulière. — On créera ainsi un capital considérable et très-productif ; on libérera d'autant les subsistances, sans causer de dommages à l'industrie, et on augmentera la richesse et la prospérité des populations à qui l'on épargnera de mauvais jours.

CHAPITRE VI.

DU MARRONNIER ET DES MARRONS D'INDE. — EXTRACTION DE L'AMIDON DE CES MARRONS. — CONDITIONS ÉCONOMIQUES DANS LESQUELLES ON PEUT L'OBTENIR. — SES USAGES INDUSTRIELS POSSIBLES.

« Il n'y a pas de doute qu'un jour quel-
« ques personnes animées de l'esprit pu-
« blic, placées dans des cantons où les
« marronniers sont abondants, n'introdui-
« sent dans les ateliers les procédés in-
« diqués pour donner au fruit de cet arbre
« une destination vraiment utile à la
« société. »

(PARMENTIER, *Cours d'agriculture de la section de l'Institut.*)

Nous allons étudier maintenant le marronnier d'Inde, qui, très-féculent par les marrons qu'il produit, est dans les meilleures conditions économiques pour affranchir les *céréales* de l'impôt en nature que prélève sur elles l'industrie. Nous établirons, en effet, que l'extraction industrielle de l'*amidon* de marrons d'Inde est moins dispendieuse que celle de l'amidon de céréales et même que celle de la fécule de pommes de terre; et que l'amidon par nous obtenu peut se substituer dès à présent à celui qu'emploie aujourd'hui l'industrie.

Mais pour être complets, nous commencerons par résumer : les caractères botaniques du marronnier d'Inde; les questions relatives à sa culture, à sa multiplication et à sa production; celles qui se rattachent à la récolte et à la conservation des marrons; enfin les usages qu'on peut tirer de son bois et de ses feuilles. —

Puis, dans la seconde partie de ce chapitre, nous traiterons de l'analyse chimique du marron d'Inde; des procédés d'extraction de la farine et de l'amidon du marron; des conditions économiques dans lesquelles son amidon peut être obtenu; enfin des usages industriels possibles de son amidon, de sa farine et de sa pulpe.

§ 1er. — Du marronnier et des marrons d'Inde.

1° *Caractères botaniques du marronnier d'Inde, ses diverses espèces.* — De la famille des hippocastanées; son calice est tubuleux, à 5 lobes arrondis; sa corolle est à 4 pétales irréguliers; il porte 7 étamines déclinées; sa capsule coriace est à 3 loges (dont 2 avortent quelquefois) qui contiennent chacune une ou deux grosses graines brunes et luisantes.

Le genre *Æsculus* comprend plusieurs espèces:

1° Le marronnier commun (*æsculus hippocastaneum*): c'est celui dont nous nous occuperons principalement;

2° Le marronnier rubicond (*æsculus rubicunda*), qui fleurit quinze jours plus tard que le marronnier ordinaire: il a beaucoup de vigueur et s'élève autant que l'espèce commune;

3° Le marronnier à petites fleurs ou à longs épis : charmant arbuste de 2 mètres de haut, originaire de la Floride ; qui donne peu de fruits même dans son pays natal, mais dont les fruits sont bons à manger. C'est le pavia doux de Duhamel ;

4° Le marronnier de l'Ohio, qui ne s'élève qu'à 8 mètres de haut ; à fleurs verdâtres et dont les fruits sont hérissés comme ceux du marronnier d'Inde ;

5° Le pavia à fleurs rouges, qui donne rarement des fruits, même dans son pays natal, et qu'on multiplie par marcottes ou par greffes sur le marronnier d'Inde ;

6° Le pavia à fleurs jaunes et à fruits sans épines ; qu'on multiplie par ses fruits, par ses marcottes, et surtout par greffes sur le marronnier commun.

Plusieurs botanistes ont subdivisé le genre *Æsculus* en *Æsculus* et ***Pavia***.

Arbre de première classe, le marronnier d'Inde commun est originaire des montagnes du Thibet, quoique Loudon ait pensé qu'il pût appartenir au nouveau monde comme à l'ancien. Matthiole est le premier qui en ait parlé dans ses *Commentaires sur Dioscorides*. Il dit qu'un médecin nommé Quaculbenus Flander lui envoya un rameau chargé de fruits nommés châtaignes de cheval (ἵππου κάστανον, *castanea equina*), parce qu'on les donnait avec succès en Turquie aux chevaux poussifs. Desrousseaux, dans le *Dictionnaire de botanique de l'Encyclopédie méthodique*, dit qu'il fut importé en

Europe vers l'an 1550 ; que Clusius l'introduisit à Vienne en Autriche en 1588 ; que M. Bachelier en 1615 l'apporta de Constantinople à Paris et le planta au jardin de Soubise ; que le second fut planté au Jardin du Roi, et le troisième au Luxembourg. Sur une coupe transversale du second des marronniers d'Inde cultivés en France on a inscrit dans le cabinet du Muséum : « Il « fut planté au Jardin du Roi en 1656, et il est mort « en 1767. »

2° *Culture, multiplication, production et exploitation du marronnier d'Inde.* — Ce bel arbre est d'un tempérament dur et robuste, d'un accroissement prompt et régulier. Ses racines végètent avec tant de force qu'elles soulèvent parfois les pavés et percent les murs. Arrivé à douze ans, il n'exige aucun soin. Une terre fraîche, profonde et substantielle est celle qui lui convient le mieux ; dans les terrains trop secs, il fait de faibles pousses ; dans les marécageux, il reprend, mais profite peu ; tandis qu'il fait de grands progrès dans un sol marneux et sablonneux.

On peut, comme nous l'avons dit plus haut, le multiplier de rejetons, de marcottes et même de boutures ; mais on n'emploie pas ces moyens, qui donnent des arbres de peu de vigueur et d'une courte durée : l'abondance de ses fruits permettra toujours d'obtenir par semis autant et plus de sujets qu'on n'en pourra désirer.

Comme les marrons peuvent se conserver à l'air sans

se dessécher, c'est-à-dire sans perdre leur faculté germinative, on peut les semer à l'automne, après leur chute de l'arbre, ou les conserver pendant l'hiver, stratifiés dans du sable. Dans ce cas, il faut attendre, pour les mettre en terre, que les fortes gelées soient passées; presque toujours alors ils sont germés. Quelques pépiniéristes profitent de cette circonstance pour casser l'extrémité de leur radicule, afin d'empêcher la formation d'un pivot, pratique qu'on ne saurait admettre quand on plante les marrons en place, mais qui a quelques avantages quand on les sème dans une pépinière (Bosc). Nous remarquerons, avec M. Boitard, que la stratification est très-utile, car elle fait connaître les graines susceptibles de lever et celles qui resteraient stériles, de telle sorte que le semis ne sera jamais dégarni.

Quoi qu'il en soit, on sème les marrons à la distance de 20 ou 25 centimètres; on bine le plant deux ou trois fois pendant la première année, et on donne quelques arrosements pendant les chaleurs de l'été. Des pépiniéristes lèvent le plant dès le printemps suivant, pour planter à 50 ou 60 centimètres de distance. A la reprise, le marronnier d'Inde manque rarement; il atteint en moyenne 12 à 18 centimètres la première année; et la seconde, ou au plus tard la troisième, il fait des jets de plus de 30 centimètres. A quatre ou cinq ans, il est propre à être mis en place, et il peut l'être jusqu'à dix ou douze ans. Bosc recommande encore, à la deuxième ou troisième année de transplantation, de le soumettre à la taille à crochets, afin de le faire monter plus vite, ou au moins pour raccourcir celles de ses branches latérales qui rivalisent trop avec la tige. On continue cette opération chaque année, pendant l'hiver.

La *transplantation* définitive doit être faite avec quelques soins : les racines du marronnier sont facilement impressionnées par le hâle ; aussi faut-il opérer pendant un temps couvert, pluvieux même, ou tenir les racines rigoureusement enveloppées. Du reste, comme celle de tous les arbres feuillus, elle peut se faire pendant tout le temps de la stagnation de la sève. Si, en le transplantant, on peut raccourcir les branches de la tête parce qu'elles sont trop nombreuses, il faut bien se garder de couper le bourgeon terminal. De lui dépendent, en effet, la beauté et le prompt accroissement de l'arbre ; il faut aussi laisser quelques boutons sur les branches, dans la direction qu'on veut voir prendre aux nouvelles pousses. Dans les transplantations, on songera encore à réserver à l'arbre une place suffisante et relative à son accroissement futur bien plus qu'à ses dimensions présentes, en ne perdant pas de vue ce fait que, plus que toute autre essence, *le marronnier a besoin d'air et de lumière* ; aussi, toutes les fois que l'air dans lequel il végète est trop circonscrit, il donne peu de fleurs, par suite peu de fruits, et pousse lentement. S'il s'agit de planter des allées de promenades, destinées par conséquent à durer cent cinquante ou cent quatre-vingts ans, 6 ou 8 mètres de distance entre chaque arbre seront insuffisants pour fournir aux branches l'espace qu'elles tendent à remplir. Si le terrain est favorable et si les arbres ne doivent pas être mutilés, on peut doubler cet espace; mais si la plantation s'exécute en quinconces ou en bordures de routes, 5 mètres suffiront; si enfin on veut boiser avec cette essence des bois ou des talus de chemins de fer, 4 mètres assureraient tout ce qu'il faudrait de terre et d'air à ces végétaux.

Relativement à la *production* des marrons d'Inde, nous avons pu recueillir les renseignements suivants; Hoffmann est le seul qui ait publié des chiffres sur cette production : « Un arbre, dit-il, donne 15 ou 20 bois-« seaux de marrons d'Inde. » — Dans les jardins de Trianon, à Versailles, M. Charpentier, directeur de ces jardins, nous a dit avoir fait ramasser, à l'automne dernier, 35 hectolitres de marrons pour 100 marronniers environ; mais, a-t-il ajouté, il y en a eu beaucoup d'autres de perdus, car il faut faire la part des enfants, des mulots et des souris. Nous croyons, comme lui, cette appréciation de 35 hectolitres au-dessous du rendement réel, car M. Bertin, un des horticulteurs les plus distingués de Seine-et-Oise, nous a dit avoir obtenu, il y a quelques années, de deux marronniers roses (espèce plus petite que le marronnier commun), 240 litres de marrons. En rapprochant cette appréciation de celle d'Hoffmann, on voit qu'elle en diffère peu. — Nous citerons encore le fait suivant, qui nous a été rapporté dernièrement : Un industriel nous a assuré avoir vu un marronnier produire, l'année dernière, 15 setiers de semences. Néanmoins, jusqu'à plus ample informé, et pour éviter des mécomptes, nous admettrons qu'un marronnier de vingt ans rapporte un hectolitre, et un marronnier adulte deux hectolitres au minimum.

Terminons par quelques mots relatifs à l'*exploitation* du marronnier. Jusqu'ici, ce bel arbre n'a été considéré que comme arbre d'agrément; on s'est peu préoccupé de sa maturité et de la méthode la plus avantageuse à suivre pour son exploitation.

Or, l'époque de la maturité des grands végétaux est très-variable, puisqu'une multitude de circonstances peuvent influer sur le temps auquel l'arbre atteint toute sa hauteur et toute sa grosseur. C'est, comme le dit M. Boitard, à l'œil du propriétaire à constater le moment où l'arbre dépérirait si l'on ne l'arrachait. Car souvent un arbre cesse de croître sans pour cela se couronner ni devenir chancreux, et son bois se conserve sain et acquiert de la compacité. — Quant au marronnier, on peut dire que c'est de cent quarante à cent quatre-vingts ans qu'il doit être arraché. Observons cependant que, selon nous, cet arbre doit se trouver un jour dans des conditions spéciales. En effet, les grands arbres, si l'on en excepte leurs feuilles et quelquefois leurs fleurs, comme le tilleul, ne sont un produit qu'au moment où on les coupe. Le marronnier, au contraire, donnera par son fruit un revenu annuel qui, en le mettant au prix bien minime de 50 centimes l'hectolitre, porterait encore en moyenne le revenu annuel d'un arbre adulte à un franc au minimum. Les propriétaires seraient donc portés à conserver leurs arbres le plus longtemps possible. Mais il faudrait ne pas oublier que, passé un certain temps, le bois dépérit, et que ce dépérissement pourrait influencer la production des marrons.

Et maintenant, à quelle méthode d'exploitation faudra-t-il s'arrêter ?

D'abord, dans les allées de routes ou de promenades, la coupe *à blanc étai* est la seule admissible ; dans les forêts, les talus de chemins de fer, on pourra choisir entre la coupe à blanc étai et la méthode *allemande*. Peut-être y aurait-il avantage à s'arrêter alors à cette dernière, qui procurerait aux jeunes plants un abri contre la sécheresse. La coupe devra se faire par un temps sec, à la fin de l'automne ou au commencement de l'hiver ; le bois aura ainsi plus de chances de se conserver, et on aura le temps de préparer la terre pour les nouvelles plantations avant le printemps. L'arrachis à la pioche, outre qu'il permet de retirer des souches qui ont encore leur valeur, minime il est vrai, débarrassant le sol de racines dont la pourriture est nuisible aux arbres qui restent, devra être préféré ; il aura de plus l'avantage d'opérer un défonçage favorable aux plants futurs.

3° ***Récolte et conservation des marrons d'Inde.*** — Le marronnier, lorsqu'il n'est pas privé d'air et de lumière par les arbres ou les édifices qui l'environnent, donne toujours une récolte abondante et assurée; ceci établit sa supériorité sur le chêne et même sur le châtaignier. Malgré les pluies, les inondations, les gelées tardives, les maladies, telles que celle de la pomme de terre par exemple, on l'a toujours vu fournir en abondance des fruits qu'on a toujours laissés inutiles.

Il épanouit ses fleurs au commencement de mai, et mûrit ses fruits en septembre. Ses feuilles et ses fruits tombent en octobre; on doit les recueillir avec soin. Rien, du reste, n'est plus facile que cette récolte. Le fruit, en tombant, s'ouvre presque toujours et les semences s'éparpillent; il suffit d'un coup de râteau pour rassembler en petits tas feuilles et fruits. Puis, lorsque la défoliation est complète, c'est-à-dire quinze jours ou trois semaines environ après qu'elle a commencé, on enlève les feuilles à l'aide d'une fourche, et ensuite les graines avec la pelle. Il y aurait inconvénient à laisser les marrons passer l'hiver sous les feuilles, exposés à l'humidité et à la gelée. Beaucoup de marrons vieux, tombés et mouillés, éprouvent sous les feuilles, comme Baumé l'avait déjà observé, une altération qui fait exsuder au travers de l'écorce une matière gommo-résineuse s'attachant aux mains, et de la nature de celles qu'on voit au printemps se détacher des bourgeons de l'arbre; d'autres moisissent, ou leur germination commence pendant leur séjour à l'humidité, et si l'on voulait en extraire l'amidon, celui-ci serait en bien moindre quantité, ainsi que nous l'avons constaté dans un grand nombre de nos expériences.

Les marrons, selon le temps pendant lequel on veut les conserver, doivent être soumis à des procédés de conservation différents. — Si l'on veut les garder jusqu'en mars ou en avril, il suffit de les stratifier dans du sable sec; ils se prêteront très-aisément alors aux diverses opérations qui doivent en extraire la farine ou l'amidon. — Mais si l'on voulait les conserver d'une récolte à l'autre, il faudrait leur faire subir une dessiccation graduée soit dans un lieu sec et aéré, ou mieux dans une étuve faiblement chauffée.

Nous observerons ici que les marrons desséchés donnent toujours une farine un peu colorée, et qu'à poids égal leur pulpe donne moins d'amidon que celle des marrons conservés dans le sable. Aussi pensons-nous que les amidonneries de marrons auront tout avantage à limiter le temps de leur fabrication entre les mois d'octobre et de mars. Une circonstance qui milite en faveur de cette pratique, c'est que la farine de marrons se conserve parfaitement bien. Pour en citer un exemple, nous dirons que nous possédons un échantillon de farine de marrons *qui a été préparée il y a plus de vingt ans et n'a subi aucune altération.*

4° *Usages du bois et des feuilles de marronnier.* — Employé jusqu'ici et presque exclusivement comme arbre d'agrément, on a reproché au marronnier d'Inde de se dépouiller trop vite de son beau feuillage qui salit les allées, et de pouvoir blesser les promeneurs par la chute de ses fruits.

En réponse à ces deux objections, nous ne pouvons mieux faire que de citer le judicieux et charmant passage suivant du *Cours d'Agriculture* de l'abbé Rozier, tome VI : « Tout est de mode en France, et par conséquent de peu de durée. Dans le siècle dernier, chacun « cherchait avec empressement à se procurer des marronniers d'Inde. L'on admirait sa croissance rapide, « la beauté de sa tige, sa manière élégante dans la disposition de ses branches, le volume et la multiplicité « de ses feuilles, la beauté pittoresque et le nombre de « ses fleurs en superbes pyramides, enfin l'ombre délicieuse qu'elles procuraient. Il n'y a pas longtemps « encore qu'on s'extasiait avec raison sur la portée des « arbres de l'allée du Palais-Royal, à Paris, qui semblait plantée et conduite par la main des fées. Aujourd'hui tout le mérite de cet arbre est éclipsé, parce « que la chute de ses feuilles salit les allées, et que celle « de ses fruits, lors de leur maturité, est, dit-on, dangereuse. Enfin on le supplée par le tilleul, et surtout « par celui de Hollande, qui est aussi, il est vrai, un « fort bel arbre. On pourrait cependant demander si « dans l'espace de plus d'un siècle que la grande allée « du Palais-Royal a subsisté, et qu'elle a fait l'admiration de tous les amateurs et de tous les curieux, quelqu'un a été estropié par la chute des marrons et si un « autre arbre, excepté le tilleul de Hollande, procure

« une ombre plus délicieuse. Quel est l'arbre dont la « dépouille des fleurs, de leurs calices et de leurs fruits « ne salisse pas, dans un temps donné, le sol des allées ? « — Chacun a sa manière, je ne blâme pas celle des « autres; mais, à mon avis, le marronnier d'Inde en « fleur est le plus bel arbre que je connaisse, celui « qui flatte le plus agréablement ma vue, et à l'ombre « duquel je brave le plus sûrement les rayons brû- « lants du soleil. Enfin, c'est l'arbre dont la rapide « végétation s'accorde le plus avec notre impatiente en- « vie de jouir. Il est de presque tous les climats et de « tous les pays, tandis que le tilleul souffre, languit et « périt dans nos contrées méridionales. »

Quels peuvent être maintenant les usages du bois de marronnier?

Ce bois ne saurait être employé de préférence aux autres bois blancs et filandreux, pour le chauffage, car il donne, comme eux, peu de chaleur et peu de charbon; il est évidemment inférieur aux bois durs de France.

D'une manière générale il peut servir aux mêmes usages que le tilleul, le platane, le sapin, le peuplier et les autres bois blancs. Il a même sur ces bois plusieurs avantages; *aussi c'est le premier de nos bois blancs indigènes.*

Ainsi Bosc dit, qu'une expérience de dix-huit ans a convaincu M. Goussier que la *volige de marronnier d'Inde* est préférable à celle de peuplier, pour recevoir les ardoises des toits, en ce que le clou y tient mieux, et qu'elle n'est pas attaquée par les insectes. Cet emploi, ajoute-t-il, mérite l'attention des propriétaires.

De plus, le bois de marronnier étant filandreux, M. Goussier fait observer qu'il est difficile à rompre, et que dès lors on peut en faire de *très-bons chevrons.*

« Fourcroy a vu, dit M. Chevalier dans les *Mémoires de la Société d'encouragement*, une caisse de bois de marronnier qui était restée plusieurs années en terre, sans avoir subi d'altération ; ce bois avait seulement acquis une belle teinte rouge. » Ce qui corrobore le conseil donné par M. Boutcher, de faire en bois de marronnier les *conduits d'eaux souterrains.* « Ainsi employé, dit-il, il dure beaucoup plus longtemps que d'autres bois qui ont plus de solidité » (Vivien, *Cours complet d'agriculture*). — Ce bois ne trouverait-il pas alors un emploi utile dans les constructions de la marine, et dans les travaux de drainage à sous-sol tourbeux?

Ajoutons, encore d'après M. Chevalier, que M. de Villiers, premier commis des finances, qui habitait Versailles, avait au rez-de-chaussée, une salle à manger dont la boiserie était en marronnier. Quoique les panneaux fussent très-larges, *aucun d'eux ne s'était déjeté.* — Cette dernière citation répondrait aux assertions relatives à ce que le bois de marronnier se tourmente beaucoup. Il est plus que probable qu'il en a été ainsi quand le bois employé était encore vert.

A cause de sa légèreté, il est employé avec avantage par le *layetier*, le *boisselier* et le *menuisier* pour les ouvrages destinés à être couverts par du placage ou de la peinture.

On s'en sert aussi pour établir des *jougs d'attelage*.

Les *sabots* qu'on en fabrique aux environs d'Orléans sont préférables à ceux taillés dans le saule et le bouleau. Ces chaussures durent autant que celles faites avec le frêne et l'aune, un peu moins que celles de noyer; mais aussi elles sont moins lourdes que ces dernières.

En *bardeau*, ce bois est moins bon que celui de châtaignier, mais il est supérieur au bois de chêne.

Suivant M. Decaisne, le bois de marronnier est employé à la fabrication des *éventails*.

Outre qu'*il n'est sujet à aucune vermoulure*, il reçoit un *beau poli*, et comme il a plus de fermeté et qu'il se coupe plus net que le tilleul, il est par conséquent de meilleur service pour la *gravure sur bois*, pour l'*ébénisterie* et pour les *ouvrages faits au tour*. — Ajoutons que, sujet à se couvrir de loupes plus ou moins volumineuses, le marronnier présente dans cette sorte d'exostose un bois propre à faire de *jolis ouvrages*, prenant très-bien toute espèce de couleurs et de vernis. D'ailleurs, le bois de marronnier prend bien la couleur noire et peut recevoir en cet état un assez beau poli; aussi est-il déjà employé à la fabrication de *petits objets imitant l'ébène*.

D'après Varennes de Feuille, le bois de marronnier perdrait par la dessiccation plus du seizième de son volume.

Les *feuilles de marronnier d'Inde* peuvent utilement servir à protéger les plantes contre les rigueurs de l'hiver, à l'amendement des vignes auxquelles ces feuilles conviennent particulièrement. On peut encore les brûler, leurs cendres surpassent en produit alcalin, celles des briquettes dont nous parlerons plus loin. Elles pourraient servir en France à fournir une partie des 5 millions de kilogrammes de potasse nécessaires à notre industrie, et que nous sommes obligés de tirer de l'étranger. Si l'on adopte les séchoirs pour la dessiccation des marrons, l'emploi des feuilles réuni à celui des briquettes, y sera nécessaire ; et les cendres donneront un produit important.

De plus, des marronniers plantés dans de mauvais terrains pourraient, au bout d'un certain temps, par l'abondance de leurs feuilles qui tombent chaque année, bonifier et rendre cultivables ces terrains aujourd'hui improductifs.

On a dit encore que ces feuilles seraient très-utilement employées à la litière des bestiaux ; il faut objecter cependant que cette litière, bien inférieure à la paille, est, à cause de son tissu, imperméable à l'urine.

Enfin, on a fait du papier avec les feuilles de marronnier : l'Institut smithsonien, aux États-Unis, possède, dans son importante bibliothèque, un fac-simile de ces tentatives, dans un livre fort curieux publié par Schaffer en 1772.

Mentionnons encore, qu'un agriculteur nommé Francheville a proposé de changer la saveur amère du marron d'Inde par la culture, en transplantant l'arbre dans des terrains gras et en le greffant plusieurs fois de suite sur lui-même. Est-il besoin de dire que ses expériences n'ont pas réussi?

§ 2. — Analyse du marron d'Inde; extraction de l'amidon des marrons d'Inde; conditions économiques dans lesquelles on peut l'obtenir; ses usages industriels possibles.

1° *Analyse chimique du marron d'Inde.* — Baumé paraît être le premier qui se soit occupé de l'analyse du marron d'Inde. Selon lui, il contient :

1° Une matière sucrée très-abondante ;
2° Une substance extractive d'une amertume insupportable ;
3° Une très-petite quantité d'huile douce sans saveur particulière ;
4° Une gomme-résine très-abondante ;
5° De l'amidon et un parenchyme pulpeux.

Selon lui encore : 100 livres de marrons récents fournissent 15 livres 10 onces d'écorce, et 29 ou 30 livres de farine. — Il ajoute qu'un boisseau de marrons récents, avec leur écorce, pèse 18 livres.

MM. Pelletier et Caventou, ont donné l'analyse suivante de l'*écorce* de marron d'Inde, quand celle-ci fut proposée comme fébrifuge et capable de remplacer le quinquina :

1° Huile grasse verdâtre;
2° Matière résineuse brunâtre;
3° Matière colorante rouge;
4° Matière colorante jaune;
5° Tannin;
6° Gomme;
7° Fibre ligneuse;
8° Une petite quantité d'acide libre.

Rappelons que l'*æsculine* de Cazoneri de Palerme, annoncée, en 1823, comme étant un alcaloïde susceptible de donner avec l'acide sulfurique un sel cristallisable en aiguilles semblables par leur aspect et leurs vertus à celles du sulfate de quinine, est devenue de la chaux dans les mains de Robiquet et de Chereau : « Histoire aussi intéressante pour les chinistes, dit ju- « dicieusement M. Chatin, que le sont, celle de l'écorce « de marronnier d'Inde pour la thérapeutique, et celle « de la saponine pour les naturalistes, trop enclins à « conclure des analogies botaniques aux analogies mé- « dicales. »

En 1825, M. Vergnaud-Romagnési, dans ses travaux sur le marron d'Inde, dit que les marrons les plus avantageux rapportent 30 pour 100 de leur poids en belle fécule.

En 1837, M. Edmond Frémy a étudié avec beaucoup de soin la *saponine* de marron d'Inde, et démontré que l'alcool servant à la retirer de cette semence entraînait en même temps une matière grasse, soluble dans l'éther, une matière colorante jaune, puis une matière très-amère, soluble dans l'eau, et pouvant y cristalliser

9.

en belles paillettes (*Annales de chimie et de physique*, février 1837).

Dix ans après, en avril 1847, un auteur dont nous regrettons d'ignorer le nom et qui paraît n'avoir pas connu les travaux de M. Frémy, publia dans un essai sur la culture du marronnier, l'analyse suivante des marrons :

1° Tissu cellulaire (destiné à loger les grains de fécule) ;
2° Principe colorant jaune (très-soluble dans l'eau) ;
3° Principe amer (soluble dans l'alcool) ;
4° Huile fixe verdâtre, assez visqueuse, d'une odeur particulière ;
5° Huile empyreumatique, inflammable (soluble dans l'alcool) ;
6° Albumine, dont la présence est révélée par la putréfaction de la deuxième couche dans l'extraction de la fécule.

De son côté, M. Salesse (de Bourg) a fait l'analyse quantitative et qualitative du marron d'Inde que voici :

Fécule très-pure.......	164.85
Substance fibreuse.....	129.65
Matière extractive......	180.00
Principe albuminoïde...	15.00
Eau	343.00
Ecorces et zestes.......	160.00
	999.50

Et M. Couverchel affirme que le marron d'Inde contient 25 pour 100 de fécule.

Une analyse de M. Payen nous a fait savoir que le marron renfermait 54.21 d'eau normale et 0.53 d'azote.

Enfin, M. Lepage, pharmacien à Gisors, dans une

remarquable étude chimique et technologique du marron d'Inde, a fixé ainsi, tout dernièrement (1856), la composition des marrons décortiqués venant d'être récoltés :

Eau	45.00
Tissu végétal	8.50
Fécule	17.50
Huile douce saponifiable	6.50
Glucose ou sucre analogue	6.75
Substance particulière d'une saveur à peine douceâtre	3.70
Saponine ou principe amer	4.75
Matières protéiques (albumine et caséine)	3.35
Gomme	2.70
Acide organique indéterminé et substances minérales (potasse, chaux, magnésie, chlore, acide sulfurique et phosphorique, et traces de silice).	1.55
	100.00

De toutes ces études chimiques, et en général de tous les travaux faits sur les marrons d'Inde, nous conclurons, que, l'emploi possible de ces marrons indiqué par le président Bon (1720), par Parmentier (1771), par Baumé (pluviôse an V), par Vergnaud-Romagnési (1825), par M. Salesse (1845), par M. Chevalier (1848), par M. Flandin (1849), par M. Calmus (1850), et par M. Lepage (1856), est un fait qu'il est temps enfin de faire tourner en profits pour la société. — Si les nombreux chimistes, dont nous venons de citer les travaux, diffèrent entre eux, sur quelques points relatifs à la composition du marron d'Inde, tous sont unanimes cependant pour affirmer son utilité comme matière féculente. Pour notre part, nous ajouterons ce fait, très-important pour les applications industrielles, que *la fécule amylacée du marron est un amidon aussi blanc et aussi mat que l'amidon de froment, qu'il se prend en masses et se divise comme lui en aiguilles ;* et que, dès à présent, il lutterait avec avantage contre l'amidon de céréales pour la qualité, outre qu'il serait d'un *prix moins élevé* même que la fécule de pommes de terre ; c'est ce que nous démontrerons un peu plus loin.

2° *Extraction de la farine et de l'amidon de marrons d'Inde.* — La singulière préoccupation qui a dominé les observateurs dans leurs recherches sur le marron d'Inde, a, comme nous l'avons vu, paralysé en partie leurs efforts. Aussi, lorsqu'on examine la plupart des procédés expérimentés par eux, on ne peut s'empêcher de déplorer le fatal mirage qui en les attirant vers un but impossible, a si malheureusement amoindri les résultats d'essais aussi consciencieux que savants. — Faire de la farine de marrons qu'on transformerait en pain, faire de l'amidon de marrons qui serait introduit dans le pain, telles sont les deux parties de la même pensée qui a préoccupé presque exclusivement ceux qui ont voulu utiliser le marron d'Inde.

Examinons donc rapidement les divers procédés proposés pour transformer ce fruit en farine et en amidon.

A. Procédés de préparation de la farine de marron d'Inde. — Le tissu cellulaire du marron d'Inde est incrusté d'une matière gommo-résineuse signalée par Baumé, dans laquelle M. Frémy a constaté, avons-nous dit, de la saponine, une matière grasse, une matière jaune cristallisable et très-soluble dans l'éther. — Pour débarrasser la pulpe de ce mélange, et la réduire en une farine *mangeable*, il faut, suivant Baumé, employer 3 kilos de marrons décortiqués et broyés avec soin, 3,000 litres d'eau ou 35 litres d'esprit-de-vin, et le produit est un kilogramme de farine de seconde blancheur.

Si l'on veut bien considérer la dépense exigée par les deux modes de lavage proposés ici ; et en outre, si l'on veut bien comparer entre elles la composition de la farine obtenue et celle d'une bonne farine de froment ; il est évident que les procédés de Baumé ne pouvaient avoir aucun avenir industriel.

Quant au procédé de M. Calmus, c'était le procédé des lavages à l'eau froide recommandé par Baumé. Nous avons été témoins de ses expériences, et nous savons que la médaille décernée à ce sujet par la Société d'horticulture de Seine-et-Oise, s'adressait à l'homme, brave sergent décoré dont on devait encourager les utiles loisirs, et non à l'industriel ; la Société d'encouragement paraît avoir été guidée par les mêmes motifs dans la médaille, qu'elle aussi a donnée à M. Calmus.

Mentionnerons-nous d'autres procédés de préparation de la farine de marrons d'Inde ? Pour mémoire, rappelons les procédés de lavage à l'eau, tout aussi peu satisfaisants, cités par la *Décade philosophique*, t. VIII.

p. 457, et par M. Ellis dans son *Traité sur la culture de quelques arbres.* Le lavage à l'eau simple des marrons décortiqués et pilés, puis exposés à un courant d'eau, avait été conseillé il y a plus de cinquante ans par M. de Lasteyrie; et le président Bon avait, dès 1720, proposé de prendre des marrons décortiqués, de les faire tremper pendant quarante-huit heures dans de l'eau contenant un mélange de trois parties de cendre et une partie de chaux vive; puis, après des lavages à l'eau de rivière qui ne duraient pas moins de dix jours « les marrons, dit-il, devenaient blancs et sans amer-« tume. »

M. Sylvestre assure avoir obtenu par des lavages successifs, peu nombreux, et en une seule journée, une grande quantité de pulpe donnant une farine blanche, riche en fécule et sans saveur; tandis que M. Pottier propose de traiter les marrons d'Inde par une solution de carbonate de potasse, pour leur enlever leur amertume; ce sont là au moins des tentatives faites dans un sens réellement économique.

Nous conclurons en disant, d'après nos expériences, que quelques lavages de la pulpe de marrons d'Inde sont plus que suffisants pour obtenir une farine dont l'industrie pourrait tirer très-bon parti pour la fabrication des colles de pâte; mais qu'il ne faut pas songer à faire concourir ces farines à l'alimentation de l'homme. — Faut-il ajouter que, par pulpe de marrons d'Inde nous désignons les marrons décortiqués et râpés; et que par farine nous comprenons une pulpe très-divisée, soumise d'abord à trois ou quatre lavages à l'eau froide, utiles pour enlever les matières amères et colorantes, puis pressée et desséchée à l'air ou à l'étuve chauffée entre 40 et 50 degrés.

B. Procédés de préparation de l'amidon de marron d'Inde. — Quatre systèmes différents ont été proposés pour retirer l'amidon du marron d'Inde : 1° lavages à l'eau alcaline ; 2° lavages à l'eau acidulée ; 3° surissement de la pulpe ; 4° lavages à l'eau simple. Nous allons rapporter et apprécier ces divers procédés, en nous préoccupant non-seulement des résultats qu'ils donnent, mais encore des frais qu'ils nécessitent.

Les lavages par une eau alcaline dérivent du procédé de Bon que nous avons rapporté. Duchartre, cité par M. d'Orbiguy, puis M. Flandin les ont mis en usage. Ce dernier a préparé un bel et bon amidon en mélangeant 1 à 2 kilogrammes de carbonate de soude, avec 100 kilogrammes de pulpe, en soumettant le tout à des lavages et en tamisant. — Ce procédé, ainsi que nous nous en sommes assurés, réussit parfaitement ; et nous serions tout disposés à l'adopter s'il était nécessaire, c'est-à-dire si la présence d'un alcali l'était elle-même. Mais une ancienne expérience de Parmentier que nous allons rapporter, démontre que le principe âcre et amer du marron d'Inde reste attaché à la pulpe, et que l'amidon n'a besoin, pour être parfaitement blanc et insipide, que de lavages à l'eau simple moins nombreux que ceux nécessités par Bon et ses imitateurs pour faire disparaître l'alcali.

Quant aux lavages à l'eau acidulée, ils ont été mis en pratique par M. Vergnaud-Romagnési, en 1825, de la manière suivante : On place dans un tamis des marrons pilés ou râpés, *non décortiqués*, puis on porte ce tamis successivement au-dessus de deux baquets remplis d'eau aiguisée de 1 ou 2 p. 100 d'acide sulfurique. On agite de manière à déterminer la précipitation de l'amidon. Au bout d'une heure de repos on décante l'eau du premier baquet ; on verse sur le dépôt qui se trouve au fond, le liquide du second baquet tenant déjà en suspension une certaine quantité d'amidon. Deux ou trois lavages à l'eau pure suffisent ordinairement pour enlever ensuite toute saveur au produit obtenu.

Ce procédé de M. Vergnaud-Romagnési diffère peu du procédé suivant pour lequel M. de Callias a pris un brevet d'invention et qu'il a communiqué à l'Académie des sciences dans la séance du 9 mars 1857 : Les marrons d'Inde sont réduits en pulpe avec leur écorce et tamisés comme s'il s'agissait d'extraire de la fécule de pommes de terre ; seulement les tamis doivent être d'un numéro supérieur. On relève ensuite l'amidon déposé et on le délaye dans des cuves qui sont pleines d'eau pure. C'est alors qu'on y ajoute une faible solution d'*alun* du commerce dans la proportion de 40 à 50 grammes d'alun pour 8 à 10 hectolitres d'eau tenant en suspension 2 à 300 kilogrammes d'amidon.

On mêle exactement le tout par un vigoureux brassage, puis on laisse reposer. — Si l'amidon se précipite avec trop de lenteur, on verse dans la cuve dont nous venons d'indiquer la contenance, environ 100 grammes d'*acide sulfurique* (selon M. Payen, l'acide sulfureux est préférable, parce qu'il accélère davantage la précipitation). Le dépôt s'étant formé, on décante et on trouve au fond de la cuve l'amidon parfaitement épuré. — Par ce procédé M. de Callias a obtenu comme ses prédécesseurs, un amidon de première qualité ; il estime à 15 p. 100 le rendement que lui ont déjà fourni deux années consécutives de fabrication. Ses produits remarquables ont remporté au concours universel agricole de 1856, une médaille de bronze.

— Ce procédé, comme les deux précédents, donne un bon amidon insipide. Seulement il exige une trop grande quantité d'eau et il emploie des acides dont l'intervention est tout aussi peu utile que celle d'un alcali.

Disons un mot sur le procédé par surissement de la pulpe. Il a été indiqué plutôt que proposé par M. Raspail qui ne paraît pas avoir fait d'expériences à ce sujet. Il émet cependant l'avis qu'il pourrait être avantageux de retirer l'amidon du marron d'Inde en provoquant la fermentation par l'addition du gluten ou d'une substance fermentescible. Nous rejetons complétement ce procédé ; d'abord parce qu'il suffirait d'abandonner la pulpe à elle-même pour la voir entrer en fermentation puisqu'elle contient une matière azotée ;

ensuite et surtout parce qu'il créerait une nouvelle industrie insalubre quand tous les efforts tendent à modifier les industries insalubres actuellement existantes.

D'ailleurs, les lavages à l'eau simple suffisent pour obtenir l'amidon du marron d'Inde, et Parmentier semble être le premier qui l'ait proclamé. Voici comment il s'exprime à ce sujet : « J'ai pris des marrons d'Inde « bien dépouillés de leur écorce et de leur membrane « intérieure ; je les ai divisés avec une râpe de fer-blanc, « et j'ai ajouté sur 6 livres de cette matière une cho- « pine d'eau, ce qui a formé une pâte d'une consistance « molle. J'ai enfermé cette pâte dans un sac de toile « que j'ai soumis à la presse : il en est sorti un suc vis- « queux, épais, d'un blanc jaunâtre et d'une amertume « insupportable. Le marc restant dans la presse était « blanc et très-sec ; je l'ai délayé dans une quantité « d'eau en le frottant entre les mains. J'ai ensuite passé « la liqueur laiteuse par un tamis de crin très-serré ; « elle était reçue dans un vase où il y avait de l'eau. « J'ai obtenu enfin par le repos et par la décantation « une fécule douce au toucher et qui, desséchée à une « chaleur médiocre, était blanche, sans odeur et sans « saveur, tandis que la partie fibreuse, demeurée sur « le tamis conservait opiniâtrément son amertume. » — Baumé a critiqué ce procédé, bien plus pratique cependant que le sien ; il a prétendu que Parmentier ne divisait pas assez les marrons, et qu'il fallait, pour extraire leur matière amylacée, les broyer avec un rouleau de bois sur une pierre à chocolat ; il a reproché au lavage de n'être pas suffisant, et il a institué le procédé suivant : Les marrons divisés au rouleau sont délayés dans 100 parties d'eau ; on rejette après dépôt le premier liquide, puis on soumet à dix ou douze lavages, « et on ramasse, dit-il dans son mémoire, ce « qu'on peut chaque fois avec une cuiller. » Comme on le voit, Baumé avait tort de critiquer Parmentier, car il opérait beaucoup moins bien que lui.

Quant à nous, nous pensons que le procédé de Parmentier, légèrement modifié par M. Salesse (1845) et par M. Couverchel (1846), est tout à fait applicable à l'industrie.

Voici du reste comment nous avons opéré, et à quelle méthode nous nous sommes arrêtés :

Le marron est d'abord *décortiqué* ; et ici nous partageons complétement les idées de M. Chevalier, lorsqu'on songe au degré de perfection auquel est parvenue la décortication mécanique de petits fruits et en particulier des céréales, on reste persuadé que rien ne serait plus facile que d'installer dans une féculerie un cylindre mû par une force quelconque, et muni de lames enlevant l'enveloppe des marrons. Observons toutefois que si le marron récent se décortique facilement par un instrument qui déchire ou coupe l'enveloppe, le marron desséché a besoin, pour présenter les mêmes avantages, de macérer pendant 24 heures dans l'eau froide. Une fois décortiqué, le marron se râpe avec la plus grande facilité; *et dès lors le mode opératoire est le même que celui de l'extraction de la fécule de pommes de terre.* Une ou deux journées de lavage de la pulpe suffisent pour obtenir l'amidon aussi blanc qu'on puisse le désirer, et sans amertume aucune; puis une dessiccation graduée, avec l'aide des tables de plâtre, donne bientôt un amidon en aiguilles, aussi blanc et aussi mat que l'amidon de froment. — Quant à la longueur des aiguilles, elle est proportionnée à la hauteur des masses d'amidon qu'on a mises à dessécher.

Les produits préparés par nous à l'aide de ce procédé ont obtenu, au concours universel agricole de Paris, en 1856, une médaille d'argent, et à l'exposition d'Économie domestique de Bruxelles une mention honorable, seule récompense qui ait été décernée aux amidons de marrons d'Inde présentés à cette exposition.

En résumé, il résulte de nos expériences, qu'une fois décortiqués, les marrons soumis aux opérations des féculeries actuellement existantes fournissent un *amidon* capable de remplacer l'amidon de blé ; voyons maintenant dans quelles conditions économiques celui-ci peut être obtenu.

3° *Conditions économiques dans lesquelles l'amidon du marron d'Inde peut être obtenu.* — Quoique certains observateurs aient annoncé que le marron contenait 25 et même 30 p. 100 de matière amylacée, nous ne baserons pas nos appréciations sur un chiffre aussi exceptionnel. Mais avec M. Chevalier, M. Lepage, et d'après nos expériences personnelles, nous prendrons pour moyenne de rendement 16 à 17 pour 100, qui nous semble le chiffre le plus exact et qui est en rapport avec les dernières analyses chimiques du marron d'Inde. *Cette semence donne donc, en amidon, la même quantité que la pomme de terre en fécule.*

Ceci posé, nous rappellerons d'après M. Payen que les frais de production de 2200 kilos de fécule de pommes de terre, coûtent 1479 francs d'après la comptabilité de l'exploitation de M. Dailly à sa ferme de Trappes.

Comme la fabrication de notre amidon ne diffère pas de celle de la fécule de pommes de terre à partir du moment où ces marrons sont décortiqués, nous avons déjà un chiffre de 179 francs, qui est le même pour les deux fabrications. Reste un chiffre de 1300 francs affecté chez M. Dailly à payer 200 hectolitres de pomme de terre, c'est-à-dire à couvrir les frais de loyer de terre, de semence, de culture, d'engrais et de buttage, de récolte et de transport.

Or, le loyer sera nul ou presque nul pour le marronnier d'Inde : nul toutes les fois que cet arbre sera cultivé dans des lieux de plaisance ; presque nul quand il sera planté sur des talus de chemins de fer ou dans des forêts. Dans tous les cas, il sera toujours loin d'atteindre le chiffre de loyer que paye la pomme de terre qui ne doit être cultivée que dans des terres de bonne qualité. Quant aux frais de semence, ils sont à peu près insignifiants pour un végétal qui a une existence moyenne de 150 ou

200 ans ; il en est de même pour les frais de culture ; ceux d'engrais, de buttage, d'arrachage n'existent pas. Quant à la question de récolte, elle sera bien peu dispendieuse, un simple ratissage en fera le plus souvent tous les frais. — En admettant donc que le tout constitue une dépense de 100 francs, il resterait une somme de 1200 francs, sur laquelle on n'aurait à prendre que les frais de décortiquage !

De ce calcul comparatif très-simple, et que nous croyons bien plus démonstratif qu'un essai de fabrication de quelques jours dans une féculerie, *car les prix de revient en industrie peuvent s'établir seulement sur une fabrication courante continuée pendant quelques années*; de ce simple calcul, disons-nous donc, il résulte que, si réservé qu'on puisse être, il faut cependant admettre que *les marrons d'Inde donneront certainement un amidon semblable à l'amidon de blé à un prix moindre que celui de la fécule de pommes de terre*, estimé à 70 francs les 100 kilos par M. Payen d'après l'exploitation de M. Dailly. — Non compris le bois, les feuilles, les briquettes, etc... qui seront autant de causes de diminution des frais généraux d'exploitation.

4° *Usages industriels possibles de la farine, de l'amidon et de la pulpe de marrons d'Inde.*

A. Usages de la farine de marrons d'Inde. — Cette farine n'étant pas susceptible de devenir économiquement alimentaire pour l'homme, il en résulte deux applications qui peuvent seulement l'utiliser avec profit. Ce sont : la *fabrication des colles de pâte* et la *préparation d'une poudre apte à remplacer la pâte d'amande, pour nettoyer les mains.*

L'emploi de cette farine dans la fabrication des colles de pâte, proposé déjà par Parmentier, M. Vergnaud-Romagnési et plusieurs autres, est évidemment si avantageux, que l'industrie l'adoptera certainement dans un temps qui, nous l'espérons, n'est pas éloigné. Elle y trouvera en effet : économie très-notable dans l'acquisition de la matière première, puisqu'elle emploie aujourd'hui les farines de froment et de seigle ; et un aussi bon produit industriel. Car, après les expériences déjà faites, et celles assez nombreuses auxquelles plusieurs industriels se sont déjà livrés à notre demande, nous pouvons affirmer que les *colles de pâte de farine de marronnier d'Inde*, faites de la même manière que les colles de pâte de farines de céréales, *ont la même consistance, la même couleur et les mêmes propriétés adhésives* que ces dernières. Seulement, nous devons faire observer que la farine de marrons d'Inde offrant une composition différente de celle des farines de céréales, elle se comporte en présence de l'eau autrement que ces dernières. Lorsqu'on délaye en effet la farine de marrons dans l'eau, il se forme un magma qui n'acquiert les propriétés adhésives et onctueuses de la colle qu'après une cuisson assez prolongée. Ajoutons que cette colle se conserve très-bien par l'addition d'une petite quantité d'alun.

Cette farine pourrait encore être employée à la place de la poudre de tourteau d'amandes amères, dite *Pâte d'amandes*, car elle serait moins chère que cette poudre ; et comme la farine de marronnier contient de la saponine, elle jouit de toutes les propriétés désirables.

M. Lepage a tout dernièrement proposé de préparer avec la pulpe de marrons, un liquide qui, étendu d'eau, servirait à enlever les taches. On l'obtient, dit-il, en épuisant la farine de marrons par l'alcool à 80 degrés et en retirant par la distillation la plus grande partie de l'alcool employé. L'expérience démontrera quel degré d'utilité cette préparation peut présenter.

B. Usages industriels de l'amidon de marrons d'Inde. — Notre tâche est ici bien facile, puisque tous les physiologistes et tous les chimistes savent que l'amidon est un corps organisé identique, et que, soit qu'il provienne d'un corps cotylédonaire, soit qu'on l'extraie d'une racine, d'un tubercule ou d'un fruit ; soit que le végétal féculent ait crû dans des régions tempérées ou tropicales, cet amidon obtenu, jouit de l'ensemble des propriétés que nous avons vu être elles des fécules amylacées.

Si maintenant, les arts industriels n'emploient pas indistinctement tel amidon ou telle fécule, c'est qu'outre le prix de revient et l'état de pureté, ils considèrent les propriétés physiques, c'est-à-dire la blancheur et la forme par masses des diverses substances amylacées ; or, l'amidon de marrons d'Inde jouit des propriétés physiques de l'amidon de céréales ; il peut donc remplacer en tous points celui-ci dans les arts industriels ; et même avec avantage, puisqu'il sera d'un prix inférieur à celui de la fécule.

Il résulte de là que l'amidon de marrons d'Inde convient évidemment et également à l'*épaississement des couleurs*, à la *fabrication des parements*, à l'*apprêt des tissus*, à l'*encollage du papier*, au *tissage*, au *repassage du linge*, à la *fabrication de la poudre des parfumeurs*, à celle de l'*acide oxalique*, aux *fondeurs* pour saupoudrer leurs moules, etc... etc... en un mot, à tous les usages industriels de l'amidon et de la fécule. Nous ferons même observer ce fait important que M. de Callias a, comme nous, vérifié dans ses expérimentations, à propos du blanchissage, c'est que l'amidon du marron donne un empois plus abondant à parties égales que l'amidon du blé, et que les tissus, notamment les mousselines, les batistes et les dentelles, acquièrent plus de fermeté et plus de brillant avec cet empois qu'avec l'empois ordinaire. Peut-être cela tient-il à ce que l'amidon du marron a conservé des traces de saponine.

Quant à la fabrication de l'alcool : comme M. Dubrunfaut, dont les travaux honorent tant l'industrie française, a trouvé le moyen de débarrasser les alcools des principes étrangers qui les altèrent, nous croyons que l'alcool d'amidon de marrons d'Inde remplacerait, au besoin, les esprits de fécule ou de grains ; et avec avantage, si nous en jugeons d'après nos expériences, puisqu'à une qualité supérieure il joindrait celui d'un prix moins élevé. Mais, nous l'avons déjà dit, il est bien désirable que toutes les transformations d'amidon en esprits soient abandonnées.

C. Usages industriels de la pulpe de marrons d'Inde. — Beaucoup d'auteurs, voyant les insuccès de leur fabrication de farine alimentaire de marrons, ont cherché d'autres applications de sa pulpe.

C'est ainsi que Parmentier et beaucoup d'autres après lui (voir à ce sujet le *Journal économique*, septembre 1752; l'*Encyclopédie des arts et métiers*, t. IV, etc.), ont proposé de se servir de cette pulpe comme d'un savon pour nettoyer le linge. Cette application n'a pas été adoptée et nous ne proposons pas qu'elle le soit, car elle est loin de produire l'effet désiré aussi promptement et aussi sûrement que le savon ou la potasse.

On a mélangé du suif avec la pulpe de marrons d'Inde afin d'obtenir de la bougie. Mais, quelle que soit la matière grasse ou résineuse contenue dans cette pulpe, la proportion en est trop faible, pour donner un bon combustible éclairant. Aussi l'industrie n'a-t-elle pas adopté cette tentative. Il en a été de même de l'extraction de l'huile ou de la résine de marrons proposée par l'abbé d'Anchin, M. Pottier et M. Chevalier, pour fournir de l'huile à brûler. Cette source ne saurait être assez productive pour couvrir les frais d'exploitation.

Quant à la gomme-résine qui couvre au printemps les écailles des bourgeons, on a songé à l'extraire en faisant macérer ces écailles dans une quantité suffisante d'alcool. M. Vergnaud-Romagnési dit avoir obtenu ainsi un vernis très-bon et qui n'est point sujet à s'écailler. Nous devons ajouter que nos expériences ne nous ont pas donné des résultats satisfaisants.

Nous ne parlerons pas de beaucoup d'autres tentatives industrielles qui ont peu ou point réussi, telles que la fabrication d'un parement avec la pulpe de marrons, la confection d'un carton de marrons d'Inde, etc... pour étudier, ce qui offre beaucoup plus d'intérêt les usages possibles et raisonnables de la *pulpe sèche* de marrons, c'est-à-dire de la pulpe qui reste lorsqu'on en a extrait l'amidon. Nous nous contenterons seulement de rappeler que la condition d'un parement étant d'être soluble, ce ne serait pas la farine de marrons, mais bien l'amidon qu'il faudrait substituer à la fécule de pommes de terre, pour obtenir un excellent parement.

Un sieur Grenet demanda autrefois au Lycée des arts, que des expériences fussent faites dans le but de déterminer la *quantité d'alcali* fournie par les fruits du marronnier. Des expériences furent entreprises par Dartigues et donnèrent des résultats assez satisfaisants pour mériter d'être consignés dans un mémoire adressé à la convention nationale.

La *Feuille du cultivateur* (1794), abordant la même question, dit que les enveloppes épineuses sont aussi très-riches en alcali ; et M. Chevalier, auquel nous empruntons ces citations, observe qu'il n'y aurait d'avantages à transformer les pulpes et les enveloppes de marrons en *potasse*, que si l'on trouvait le moyen d'utiliser la chaleur produite par la combustion de ces matières. A cette observation très-sage nous répondrons que dans une amidonnerie de marrons d'Inde, où il y aurait des séchoirs et des étuves à chauffer, ces matières seraient d'une utilité incontestable.

Nous ajouterons, après M. Vergnaud-Romagnési, qu'avec la pulpe sèche, on fait des briquettes qui brûlent parfaitement et donnent des cendres notablement alcalines. — Voici comment nous avons fabriqué les briquettes : nous avons mêlé la pulpe dépouillée d'amidon et encore humide avec les résidus de la décortication ; nous avons soumis ce mélange à l'action modérée de la presse après l'avoir enfermé dans un moule analogue à celui dont se servent les tanneurs pour faire des mottes ; puis nous avons laissé sécher graduellement dans un courant d'air, — on a proposé d'ajouter de l'argile pour augmenter l'adhérence, mais cela nous a paru au moins inutile.

D'après M. Couverchel, le lessivage des cendres fournit une bonne potasse. Ces cendres avaient fixé déjà l'attention d'un éminent chimiste, M. Darcet, qui dans un mémoire spécial publié par les *Annales de chimie et de physique*, a reconnu en effet l'utilité de leur exploitation pour la quantité de produit alcalin qu'elles renferment.

M. Darcet a obtenu 30 ou 32 grammes de cendres par kilo de pulpe de marron d'Inde, et a retiré 15 à 66 grammes de potasse par la lixiviation, la filtration et l'évaporation; mais nous n'avons pu obtenir un chiffre aussi élevé parce que nous avons brûlé à la fois la pulpe et les enveloppes du marron, et que ces dernières sont moins riches en alcali. Notre rendement n'a jamais dépassé un tiers du poids de la cendre. Malgré, cela on ne saurait trop insister sur les avantages qu'on peut retirer de ce produit. La potasse de marrons par nous obtenue peut lutter avantageusement avec les plus belles potasses d'Amérique et son prix de revient est beaucoup moindre. Quant à la fabrication, elle consiste en une simple lixiviation de la cendre et une évaporation du liquide tiré à clair, opérations dont l'une peut s'exécuter avec peu de main-d'œuvre et l'autre en utilisant la chaleur perdue d'un fourneau d'étuve.

D. Usages des eaux de lavage de la pulpe de marrons.— On a proposé d'employer de diverses manières les eaux de lavage de la pulpe féculente : M. Marcandier et M. Deleuze (*Journal de chimie médicale*) voulaient s'en servir pour le rouissage du chanvre ; et presque tous ceux qui se sont occupés du marron d'Inde, remarquant ses eaux de lavage savonneuses, ont cherché à établir qu'elles remplaceraient très-bien le savon et les alcalis pour le blanchissage. Enfin M. Lepage a démontré qu'on pouvait appliquer à ce liquide le procédé de préparation de l'acide lactique donné par MM. Boutron et Frémy.

Quant à nous, dominés par une considération d'intérêt général, et tout en reconnaissant que ces eaux savonneuses seraient propres aux usages auxquels on les a destinées, nous ne conseillerons pas leur emploi, et voici pourquoi : comme il faut deux jours pour que ces eaux surissent, si donc on se hâte de les faire écouler, il en résultera que *la fabrication de l'amidon de marrons d'Inde sera salubre*, tandis que celle d'amidon de céréales est insalubre ; avantage considérable et avec lequel ne sauraient entrer en comparaison les faibles profits que pourraient donner ces eaux de lavage.

La fabrication en grand de l'amidon de marrons étant salubre, et cette fabrication se substituant à celle de l'amidon de céréales, il en résultera que la solution si désirée, en particulier par la Société d'encouragement, de la transformation des amidonneries d'établissements insalubres en établissements salubres, sera enfin obtenue.

E. Applications raisonnables du marron d'Inde à l'alimentation. — Si les marrons sont impropres à l'alimentation de l'homme, et s'ils n'ont pu entrer dans les subsistances publiques, malgré les efforts multipliés de tous ceux qui se sont préoccupés de les utiliser, ils pourraient cependant concourir à l'alimentation du bétail, au moins d'après un certain nombre d'expérimentations et malgré le préjugé populaire encore assez répandu, qui les fait considérer comme un poison pour les animaux. En effet, M. Malglaive de Neuville a constaté pendant vingt ans, que le lait des vaches auxquelles on administre des marrons, l'hiver, était gras, jaune et de qualité supérieure, et que les animaux eux-mêmes se portaient bien. D'ailleurs, n'est-il pas notoire que les animaux des forêts en sont très-friands? Plusieurs agronomes conseillent de les débarrasser autant que possible de leur principe amer avant de les donner aux animaux domestiques : on les fait alors macérer 24 ou 48 heures dans l'eau froide. Le président Bon, Puymaurins, Parmentier, MM. Ternaux, de Lasteyrie, Marcandier, Hoffman les ont administrés avec succès. En Sologne, on les ramasse avec grand soin pour les faire servir pendant l'hiver à la nourriture du gros bétail ; et Boos assure que son père garantit, par l'usage du marron d'Inde, ses bestiaux d'une épizootie qui régnait dans le duché de Bade. — Nous ajouterons seulement une remarque relativement à l'emploi des marrons pour la nourriture des animaux, c'est que cette semence, ayant des propriétés astringentes, doit toujours être donnée en petites quantités, et associée autant que possible à d'autres substances alimentaires.

Six kilogrammes de marrons d'Inde peuvent remplacer 10 kilogrammes de foin de prairies naturelles. — Le marron d'Inde est inférieur en valeur nutritive aux semences et aux châtaignes ; il est supérieur aux glands ; il est égal aux faînes.

F. Usages thérapeutiques. — Dirons-nous quelques mots ici des propriétés fébrifuges de l'écorce du marronnier? Tablet (*Mémoires de Trévoux*, 1709) Pontedera de Padoue (*Dissertationes botanicæ*, 1720) Zanichelli de Venise (*Intorno alla facoltà dell' Ippocastano*, 1731), Leidenfort (*Thèse de Meister*, 1752), Turra de Venise (*Osservaz. di botanie*, 1765), Eberhard de Hall (*De nucis vomicæ et corticis hippocastani virtute medicà*, 1770) et bien d'autres auteurs plus modernes, tels que Coste et Villemet, Desbois (de Rochefort), Cullen, Hufeland, Julia de Fontenelle, Lacroix (de la Ferté-Bernard), affirment que l'écorce de marronnier jouit de propriétés fébrifuges. Malgré ces témoignages, cette écorce est tombée dans un grand discrédit. En 1807, quand la guerre continentale fit rechercher les succédanés du quinquina, elle fut cependant expérimentée en grand. M. Bretonneau en 1816, ainsi que le rapporte M. Trousseau, chercha aussi à apprécier sa valeur, et n'eut pas plus à se louer de l'*æsculus* que des autres succédanés trop vantés. Doit-on s'étonner qu'il en ait été ainsi, en songeant surtout à la différence que l'analyse chimique établit entre la composition de l'écorce de marronnier et celle de l'écorce de quinquina? Ne vaut-il pas mieux dire avec M. Chatin : « Quelle ins- « tructive histoire pour la thérapeutique que celle de « cette écorce de marronnier ! Est-il nécessaire, « comme le pensent encore quelques hommes, de re- « commencer les expériences pour prononcer en der- « nier ressort ! »

G. Pain de marrons d'Inde. — Ce que nous pensons

de l'emploi de l'écorce du marronnier en thérapeutique, nous pouvons le répéter pour l'emploi des marrons d'Inde dans la confection du pain ; est-il nécessaire de recommencer les expériences de plus d'un siècle sur cette malheureuse question ? Et nous disons *malheureuse*, car c'est elle qui a empêché les expérimentateurs d'arriver à des résultats possibles, économiques, et dès lors susceptibles de passer dans la pratique.

Pour terminer, nous en citerons un remarquable exemple : M. Salesse a cherché à utiliser le marron d'Inde ; comme tant d'autres, il en a retiré un bel et bon amidon, avec lequel il a fait, non pas du pain, car il n'a point cherché à panifier les fécules, mais des pâtisseries légères, pour lesquelles l'amidon de marronnier peut certainement convenir ; puis, après avoir exposé en détail ses expérimentations et rapporté les résultats qu'il obtint, il termine en disant : « Je voudrais que tout « l'amidon employé dans l'industrie fût un jour fourni « par le marronnier d'Inde. Pourquoi extraire la matière « amylacée des végétaux dont toute la substance peut « économiquement servir à la nourriture de l'homme « et des animaux domestiques ? n'est-ce pas gaspiller « comme à plaisir, les éléments nutritifs dont la nature « nous a gratifiés ? »

Quand, dans le cours des recherches qu'a nécessitées ce travail, ce vœu si nettement exprimé et qui était si bien celui que nous voulions formuler, s'est offert à nos yeux, nous avons, une fois de plus, regretté vivement de voir tant d'efforts perdus, tant d'expérimentations faites en sens inverse de la question économique à résoudre.

Aussi, nous sommes-nous efforcés de réunir et de classer tout ce qui pouvait élucider cette importante question ; de répéter et d'instituer les expériences qui devaient démontrer jusqu'à l'évidence l'emploi possible et même nécessaire des fruits de marronnier. Réussirons-nous mieux ou plus complètement que les nombreux devanciers dont nous avons reproduit les travaux? Nous l'espérons, car nous avons foi dans l'avenir de l'amidon du marron d'Inde et nous croyons qu'il libérera bientôt l'alimentation publique de l'impôt en nature prélevé sur elle chaque année, par l'Industrie.

RÉSUMÉ ET CONCLUSIONS.

Nous résumerons les points les plus importants de ce travail, dans les conclusions suivantes :

1° Pour obvier à l'impôt en nature que l'Industrie prélève sur l'alimentation, et nous opposer autant que possible à cette désastreuse coutume de l'homme de détruire les plus admirables combinaisons que lui fournit la nature pour ses besoins les plus impérieux, nous nous sommes proposé de trouver des végétaux, non alimentaires, susceptibles de fournir aux arts industriels un amidon pouvant être substitué à celui qu'on emploie aujourd'hui, et faire concurrence, par son prix inférieur, à l'amidon de céréales et à la fécule de pommes de terre ; afin de faire rentrer ces matières alimentaires dans les subsistances publiques, dont elles ne devraient jamais être détournées (aperçu préliminaire).

2° L'industrie consomme chaque année en France :

1,229,486 hectolitres de céréales, représentant......	13,494,430 fr.
7,515,934 hectol. de pommes de terre, représentant.	15,783,461
8,745,130 hectolitres de subsistances, représentant..	29,277,891 fr.

3° Les États de l'Europe qui font venir du dehors une quantité plus ou moins considérable de céréales pour leur consommation alimentaire, sont : la *France*, la *Grande-Bretagne*, la *Belgique*, les *Pays-Bas*, la *Prusse*, la *Suisse*, la *Toscane*, l'*Espagne* et le *Portugal*. — Ces États sont donc surtout intéressés à trouver des substances féculentes non alimentaires, propres à fournir à l'industrie l'amidon qu'elle prend dans les subsistances publiques (chap. I).

4° On peut définir ainsi les deux manières d'être des fécules amylacées : L'*amidon*, séché graduellement et complétement, se compose de masses divisées en aiguilles ; ses granules, vus au microscope, sont homogènes, et ne présentent pas de traces d'organisation ; tandis que la *fécule* est moins blanche, moins douce au toucher que l'amidon ; elle reste pulvérulente ; ses granules, vus au microscope, sont plus gros et formés de couches concentriques à un point qu'on nomme hile (chap. II).

L'amidon et la fécule sont chimiquement identiques, mais ils doivent être distingués ; car malgré son prix beaucoup plus élevé, l'amidon est préféré absolument dans certaines industries (chap. II).

5° On comprend difficilement que dans les pays les plus civilisés de l'Europe, il existe encore, même pendant les crises alimentaires, une industrie qui détruise le *blé*, c'est-à-dire l'aliment théoriquement et pratiquement le plus parfait que les végétaux nous présentent (chap. II).

6° La culture du *Maïs* doit être encouragée, à cause

des rendements qu'ont obtenus plusieurs agriculteurs, et qu'elle doit fournir à tous (chap. II).

7° La *pomme de terre* dégénère, car elle est moins féculente qu'elle ne l'était il y a trente ans (chap. II).

8° Sa culture ne couvre pas toujours les frais auxquels elle entraîne (chap. II).

9° Les végétaux féculents indigènes produisent le plus souvent les amidons et les fécules qui sont vendus sous les noms de *tapioka*, de *sagou*, de *salep* et d'*arrow-root* (chap. II).

10° La culture de la *patate* est utile à l'industrie maraîchère qui avoisine les grandes villes (chap. II).

11° On a raison d'encourager les tentatives faites pour fixer l'*igname* de la Chine, car il semble destiné à jouer un rôle important comme substance féculente, dans la grande culture (chap. II).

12° La *fabrication de l'amidon* de céréales est une faute économique, car elle n'utilise qu'une partie du blé qu'elle consomme. — De plus, elle est insalubre (chap. III).

13° La *fabrication de la fécule de pommes de terre* est une industrie donnant difficilement des bénéfices en temps ordinaire. — De plus elle est insalubre (chap. III).

14° Les industries qui concourent le plus à la destruction des céréales et des pommes de terre sont la fabrication des colles de pâte, l'opération du tissage, l'impression des tissus et les apprêts, le repassage du linge, la fabrication de l'alcool et des sirops de glucose (chap. III).

15° On doit espérer que la culture des plantes saccharifères, en abaissant le prix du sucre, fera disparaître les sirops de glucose qui n'ont ni l'apparence ni les propriétés bienfaisantes des véritables sirops (chap. III).

16° Les graines de céréales, seules, sont susceptibles de subir la *panification*. — Vouloir panifier d'autres farines de céréales, c'est chercher à obtenir plus que ne veut la nature, c'est-à-dire l'impossible (chap. III).

17° Aussi tous les essais de panification de pommes de terre, de betteraves, de marrons d'Inde, de glands, de colchique, etc... ont échoué et devaient échouer (chap. III).

18° Reprendre le gluten des amidonneries pour panifier des fécules, c'est résoudre d'une manière peu économique la question au point de vue alimentaire, car il serait plus logique de ne point décomposer la farine de blé (chap. III.)

19° Réserver les céréales pour la confection du pain, les pommes de terre pour d'autres usages alimentaires, et prendre exclusivement aux végétaux féculents, aujourd'hui sans emploi, l'amidon et la fécule indispensables à l'industrie, telle est la solution de l'économie et de la logique sur la question tant agitée de la panification des fécules (chap. III).

20° L'*arum*, la *bryone*, le *colchique*, etc... ne pourraient fournir des matières amylacées que si leur propagation s'accroissait beaucoup et *naturellement* (chap. IV).

21° Quant au *gland de chêne*, comme il ne donne

qu'un amidon de seconde qualité, retenant toujours du tannin, il n'est susceptible d'aucune application industrielle. — Il doit être réservé au gibier et administré à ceux des animaux domestiques qui l'acceptent sans répugnance (chap. IV.)

22° En Égypte le lotus et le *trapa* étaient des plantes sacrées. — En Chine, où l'on cultive régulièrement et avec le même soin la terre et les eaux, la cueillette du ling (*trapa bicornis*), rappelle les vendanges de nos pays (chap. V).

23° La *culture des marais et des étangs* en Europe serait trois fois utile : elle améliorerait la qualité et augmenterait la quantité du poisson; elle enrichirait l'industrie, par les végétaux féculents qu'elle produirai, et telle assainirait le voisinage des eaux stagnantes, à cause de la végétation vivace qu'elle développerait et de l'entretien des étangs qui en serait la conséquence (chap. V).

24° Les 209,000 hectares de marais et d'étangs qui existent en France, exploités par le *trapa natans*, pourraient fournir à l'industrie la *fécule* qu'elle prend dans les subsistances publiques (chap. VI).

25° *Du marronnier d'Inde.* — On peut estimer à un hectolitre par an la production d'un marronnier de 20 ans, et à 2 hectolitres au minimum la production d'un marronnier adulte (chap. VI).

26° Les frais de récolte des marrons d'Inde sont presque nuls, surtout dans les promenades, les lieux de plaisance; on les trouve en effet au pied des tas de feuilles après le ratissage (chap. VI).

27° Une fois desséchés, les marrons peuvent se garder indéfiniment et on peut en extraire l'amidon à loisir (chap. VI).

28° Le bois de marronnier est le premier de nos bois blancs indigènes; il sert à faire des voliges, des chevrons, des conduits d'eau souterrains, des jougs d'attelage, des bardeaux, des sabots, etc... — Par sa légèreté il convient au layetier, au boisselier, au menuisier. — Comme il n'est sujet à aucune vermoulure et qu'il reçoit facilement un beau poli, il est recherché par le graveur sur bois, l'ébéniste et le tourneur; et comme il prend très-bien la couleur il sert aussi à fabriquer de petits objets imitant l'ébène (chap. VI).

29° Les feuilles de marronnier conviennent particulièrement à l'amendement des vignes; leurs cendres contenant une notable quantité de potasse, pourraient encore fournir une partie des 5 millions de kilogrammes de potasse que la France fait venir chaque année de l'étranger (chap. VI).

30° Plantés dans de mauvais terrains, les marronniers pourraient au bout d'un certain temps, par l'abondance des feuilles qu'ils perdent chaque année, bonifier et rendre cultivables ces terrains aujourd'hui improductifs (chap. VI).

31° Tous les expérimentateurs qui se sont occupés du marron d'Inde depuis 1720, sont unanimes pour affirmer son utilité comme matière féculente. Après eux nous ajouterons que la fécule amylacée du marron d'Inde est un *amidon* aussi blanc et aussi mat que l'amidon de froment, qu'il se prend comme lui en masses et se divise en aiguilles, et que dès à présent il lutterait avec avantage contre l'amidon de céréales pour la qualité (chap. VI).

32° Une fois le marron d'Inde décortiqué, son amidon s'extrait par les mêmes procédés employés aujourd'hui dans les féculeries pour extraire la fécule de pommes de terre (chap. VI).

33° Le marron d'Inde, récent et décortiqué, donne en amidon la même quantité que la pomme de terre en fécule, c'est-à-dire 16 à 17 pour 100 de son poids (chap. VI).

34° Le prix courant de cet amidon sera pour l'industrie moins élevé que celui de l'amidon de froment, et même que celui de la fécule de pommes de terre (chap. VI).

35° La *farine* de marron d'Inde doit servir à la fabrication des colles de pâte employées par tant d'arts industriels différents. On pourrait encore préparer avec elle une pâte propre à remplacer la pâte d'amandes pour le lavage des mains (chap. VI).

36° L'*amidon* de marrons d'Inde peut servir à l'épaississement des couleurs, à l'apprêt des tissus, à l'encollage du papier, au tissage, au repassage du linge, à la fabrication de la poudre des parfumeurs, à la préparation de l'acide oxalique, aux fondeurs en bronze pour saupoudrer leurs moules, etc... et en général à tous les usages industriels de l'amidon et de la fécule, même à la fabrication de l'alcool et des sirops de glucose (chap. VI).

37° La pulpe sèche, restant après l'extraction de l'amidon, peut servir à faire des briquettes qu'on utiliserait dans le chauffage des séchoirs et des étuves des amidonneries. Leurs cendres sont riches en produits alcalins. (chap. VI).

38°. La fabrication en grand de l'amidon de marrons d'Inde constituera un art industriel salubre (chap. VI).

39° Si l'on administre des marrons aux bestiaux, ce doit être en petite quantité, et autant que possible associés à d'autres substances alimentaires (chap. VI).

40°. Loin de chercher à les utiliser pour l'alimentation de l'homme, il faut multiplier les marronniers d'Inde pour tirer de leurs fruits l'amidon que l'industrie enlève chaque année aux subsistances publiques (chap. VI).

FIN.

TABLE BIBLIOGRAPHIQUE.

BALARD. *Bulletin de la Société d'encouragement*. 47e année; in-4. Paris, 1848.

BAUMÉ. *Mémoire sur les marrons d'Inde*. (Lu à l'Institut national, le 21 pluviose, an V). A la suite des *Éléments de pharmacie;* in-8. Paris, 1797.

BLOCK (Maurice). *Des charges de l'agriculture dans les divers pays de l'Europe;* in-8. Paris, 1851.

BON (le président). *Mémoires de l'Académie royale des sciences*. Année 1720; in-4. Paris, 1722.

BOUSSINGAULT. *Économie rurale considérée dans ses rapports avec la chimie, la physique et la météorologie*. 2e éd.; in-8. Paris, 1851.

BOSC. *Nouveau Cours complet d'agriculture théorique et pratique publié par les membres de la section d'agriculture de l'Institut de France*. Nouvelle éd., t. IX, art. Marronnier d'Inde; in-8. Paris, 1822.

CALMUS. *Société d'horticulture de Seine-et-Oise*. T. VIII. Rapport sur les opérations effectuées par le sergent Calmus.

CHATIN. *Moniteur des hôpitaux*, 10 avril 1856. Rapport sur un Mémoire de M. Lepage, pharmacien à Gisors, intitulé : *Faits pour servir à l'histoire chimique et technologique du marron d'Inde*. Lu à l'Académie de médecine.

CHEVALIER (père). *Bulletin de la Société d'encouragement*, t. XLVII; in-4. Paris, 1848. — Mémoire sur les fruits du marronnier d'Inde.

CHEVALIER (fils). *Bulletin de la Société d'encouragement*, t. XLVII; in-4. Paris, 1848. — Emploi de la pomme de terre et de la fécule dans la panification.

COLMAR. *Moniteur des hôpitaux*, mars 1856. Fécule et alcool de colchique.

COUVERCHEL. *Traité des fruits;* in-8. Paris, 1839.

COUVERCHEL. *Journal d'agriculture pratique*. T IV; in-4. Paris, 1846.

CRUD (le baron). *Économie théorique et pratique de l'agriculture.* Édition nouvelle ; in-8. Paris, 1839.

DARCET. *Annales de chimie et de physique*, t. 79, p. 142.

DESROUSSEAUX. *Dictionnaire de botanique de l'Encyclopédie méthodique;* in-4. Paris, 1849. — Art. Marronnier d'Inde.

D'ORBIGNY. *Dictionnaire d'histoire naturelle;* in-8. Paris, 1849.

DORVAULT. *L'Officine;* in-4. Paris, 1855.

DORVAULT. *Revue pharmaceutique de* 1855. Supplément à l'*Officine;* in-4. Paris, 1856.

DUMAS. *Traité de chimie appliquée aux Arts;* in-8. Paris, 1835.

ELLIS. *Traité de la culture de quelques arbres;* in-8. Paris, 1832.

FLANDIN. *Comptes rendus des séances de l'Académie des sciences;* 9 octobre 1848 et 16 octobre 1848.

FORTUNE. *Voyage agricole et horticole en Chine.* Extrait des publications de M. Fortune, et traduit de l'anglais par M. le baron de Lagarde-Montlezun; in-8. Paris, 1853.

FOURCROY. *Système des connaissances chimiques;* in-4. Paris, an IX.

FRÉMY (père). *Mémoires de la Société d'agriculture de Seine-et-Oise.* Rapport du secrétaire perpétuel. Année 1847.

FRÉMY (Edmond). *Note sur un acide retiré de la saponine.* Extrait des *Annales de chimie et de physique;* in-8. Paris, 1835.

FRÉMY et PELOUZE. (Voir Pelouze).

GOURCY (comte Conrad de). *Voyage agricole en Belgique et dans plusieurs départements de la France*, suivi de quelques articles extraits des journaux d'agriculture anglais; in-8. Paris, 1849.

HERVEY DE SAINT-DENIS (le baron). *Recherches sur l'agriculture et l'horticulture des Chinois;* in-8. Paris, 1850.

HEUZÉ. *Cours d'agriculture pratique;* in-8. Paris, 1856.

HEUZÉ. *L'Agriculteur praticien.* — Cours de zoologie. — In-4. Paris, 1850.

HOEFER. *Histoire de la Chimie;* in-8. Paris, 1842.

HOFFMAN. *Extrait du Jahrbruch der Erfindungen;* 5e année, 1826. De l'emploi du marron d'Inde dans l'alimentation du bétail.

HUGO (Abel). *France pittoresque*, ou Description pittoresque, topographique et statistique des départements et des colonies de la France; in-4. Paris, 1835.

HUSSON. *Les Consommations de Paris;* in-8. Paris, 1856.

LABOULAYE. *Dictionnaire des Arts et Manufactures*, publié par M. Laboulaye; in-4. Paris, 1853.

LAUGIER. *Cours de chimie générale;* in-8. Paris, 1833.

LEPAGE. *Quelques faits pour servir à l'histoire chimique et tech-*

nologique du marron d'Inde. Extrait du Précis de l'Académie des sciences, belles-lettres et arts de Rouen. — 1854-55.

LIEBIG. *Traité de chimie organique*; 3 vol. in-8. Paris, 1840.

MALGLAIVE. *Journal d'agriculture pratique*; in-4. Paris, 1844.

MARCANDIER. *Journal économique*. Paris, décembre 1857.

MARCHAL (de Lunéville). *Extrait d'un voyage de France en Chine par la Russie et la Sibérie*. Paris, 1856.

METTRAY. *Colonie agricole et pénitentiaire*. — Rapport annuel de 1852 et Exercice de 1852; in-8. Paris et Tours, 1853.

MILON. *Annales de chimie et de physique*; in-8. Paris, 1850.

MOREAU DE JONNÈS. *Statistique de l'agriculture de la France*; in-8. Paris, 1848.

PARMENTIER. *Mémoire* qui a remporté le prix des arts au jugement de l'Académie des sciences, belles-lettres et arts de Besançon, sur cette question :

« Indiquer les végétaux qui pourraient suppléer en temps « de disette à ceux que l'on emploie communément à « la nourriture des hommes, et quelle en devrait être la « préparation. »

In-12. Paris, 1773.

PARMENTIER. *Nouveau Cours complet d'agriculture*, publié par les membres de la section d'agriculture de l'Institut de France. Nouvelle édition; in-8. Paris, 1822. — T. IX, art. Marron d'Inde.

PAYEN. *Précis de chimie industrielle*. 3e éd.; in-8. Paris, 1855.

PAYEN. *Mémoire* sur l'amidon, la dextrine et la diastase, considérés sous le point de vue anatomique, chimique et physiologique; in-4. Imp. royale, 1842.

PAYEN. *Des substances alimentaires et des moyens de les conserver*. 3e éd.; in-12. Paris, 1856.

PAYEN. *Bulletin de la Société d'encouragement*. 1845. Mémoire sur le gluten Véron.

PAYEN et CHEVALIER. *Traité de la pomme de terre, sa culture et ses divers emplois*; in-8. Paris, 1826.

PELOUZE et FRÉMY. *Cours de chimie générale*; 6 vol. in-8 et atlas; 2e édition. Paris, 1854-1857.

PERSOZ. *Traité théorique et pratique de l'impression des tissus*; 4 vol. in-8 et atlas. Paris, 1846.

PHILIPPAR. *Note descriptive sur deux plantes tuberculeuses, l'ulluco et la boussingaultie*. — Extrait du *Bulletin* des séances de la Société nationale et centrale d'agriculture.

POITIER. *Journal de chimie*. T. II, deuxième série.

RASPAIL. *Nouveau système de chimie organique* : in-8. Paris, 1838.

RICHARD. *Éléments d'histoire naturelle médicale*, 3e éd ; in-8. Paris, 1838.

RORET (ENCYCLOPEDIE). *Manuel de l'amidonnier et du vermicellier* in-18. Paris, 1830. — *Boulanger, négociant en grains, meunier et constructeur de moulins* ; in-18. Paris, 1846.

ROZIER (l'abbé). *Cours d'agriculture pratique*. T. VI, p. 438 ;

ROZIER et DE LA TOURETTE. *Démonstrations élémentaires de botanique* ; in-8 Lyon, 1796.

ROYER. *Notes économiques sur la statistique agricole de la France* ; in-8. Paris, 1845.

SALESSE. *Journal d'agriculture pratique*. T. III, 1845. *Mémoire* sur les principes immédiats de plusieurs végétaux féculents.

SALOMON. *Le Bon Cultivateur*, Recueil agronomique publié par la Société d'agriculture de Nancy ; in-8. Nancy, 1851. — Culture du châtaignier.

SCHWERZ. *Culture des plantes à grains farineux, ou céréales et plantes à cosse*. 2e *partie des préceptes d'agriculture pratique*. Trad. sur la 2e éd. par Schauenburg ; in-8. Paris, 1840.

STATISTIQUE DE LA FRANCE, publiée par le ministre de l'agriculture, du commerce et des travaux publics. — Agriculture, 1840-42 ; in-folio. Imp. royale.

TARDIEU. *Dictionnaire d'hygiène publique et de salubrité* ; in-8. Paris, 1854.

THAER. *Principes raisonnés d'agriculture*, traduits par Crud ; in-8. Paris-Genève, 1830.

THIÉBAUT DE BERNEAUD. *Dictionnaire d'histoire naturelle*, publié sous la direction de M. Guérin ; in-4. Paris, 1833-39. — Art. Macre, marronnier d'Inde.

THOREL. *Annales de l'agriculture française* ; in-8. Paris, mars 1856.

TOCQUEVILLE (DE). *Recherches sur les moyens de prévenir le retour des crises en matières de subsistances* ; in-8. Paris, 1847.

TRÉVOUX (*Mémoires de*), pour servir à l'histoire des sciences et des beaux-arts. Mars, 1709.

TROUSSEAU et PIDOUX. *Traité de thérapeutique*. 4e édition. Paris, 1851.

VERGNAUD-ROMAGNESI. *Mémoire sur le marron d'Inde* ; in-8. Orléans, 1826.

VIVIEN. *Cours complet d'agriculture*, ou *Dictionnaire d'agriculture théorique et pratique* ; in-8. Paris, 1837. — T. XIV, art. Marronnier d'Inde.

FIN DE LA TABLE BIBLIOGRAPHIQUE.

TABLE DES MATIÈRES.

Pages.

FIN DE LA TABLE DES MATIÈRES.

CORBEIL, imprimerie de CRÉTÉ.

L'INGÉNIEUR

REVUE SCIENTIFIQUE ET CRITIQUE

DES TRAVAUX PUBLICS ET DE L'INDUSTRIE.

M. V. AVRIL, Directeur.

Nouvelle Série

PUBLIÉE PAR LES LIBRAIRIES VICTOR MASSON ET LANGLOIS ET LECLERCQ.

La nouvelle série de l'*Ingénieur* paraît le 1er de chaque mois, à partir de janvier 1857, par cahiers comprenant la valeur de 6 planches gravées grand in-4 et de 2 à 3 feuilles de texte même format avec figures intercalées. Les 12 cahiers forment chaque année un volume de texte et un atlas représentant environ 72 planches in-4. L'abonnement part du 1er janvier et n'est reçu que pour l'année entière.

On s'abonne à Paris, à la Librairie VICTOR MASSON, place de l'École-de-Médecine, 17.

PRIX : Pour Paris... .... 16 fr. | Pour les départements... . 18 fr.

Étranger :

Autriche, Bade, Bavière, Portugal (jusqu'à la frontière française seulement).. 18 fr.
Bolivie, Californie, Chili, Espagne, États romains, Sardaigne.......... 24 fr.
Tous les autres États de l'Europe et des deux Amériques............. 20 fr.

Nota. — *MM. les Souscripteurs de l'Étranger devront recourir à un Libraire de leur ville ou envoyer un mandat sur Paris.*

VENTE DES COLLECTIONS.

L'année 1852, 1 volume grand in-8 avec 10 planches. Deuxième édition.. 10 fr.
De l'année 1853, il ne reste que les cahiers de juin à décembre, format in-8.. 5
De l'année 1854, restent quelques exemplaires de mai à décembre, 1 volume in-4 avec 11 planches in-folio........................ 10
L'année 1855, 1 volume grand in-4 avec la valeur de 48 planches du même format, et figures dans le texte............................ 15
L'année 1856, 1 volume grand in-4 avec la valeur de 62 planches.. ... 15

Les principales planches publiées en 1856 sont : Planchers en fer. — Four à cuisson continue pour la fabrication des briques (système Demimuid) — Serrurerie de l'Élysée. — Construction d'un remblai à travers le lac de Constance. — Pont en treillis d'Offembourg. — Viaduc du vallon de Vézéronce. — Chemin de bois dans les Landes. — Voies ferrées à traction de chevaux. — Sondages de la Méditerranée pour la pose du câble électrique. — Fondation d'un phare sur les sables du Weser, etc., etc.

*Tout ce qui concerne l'*INGÉNIEUR *doit être adressé à la* LIBRAIRIE VICTOR MASSON, *où est centralisée l'administration du journal.*

CORBEIL, typographie de CRÉTÉ.

www.ingramcontent.com/pod-product-compliance
Ingram Content Group UK Ltd.
Pitfield, Milton Keynes, MK11 3LW, UK
UKHW020308180726
13839UKWH00001B/408

9 782329 611921